一生ボケない脳づくり

らくらく
脳トレ
健康ブック

はじめに

私たちのまわりにあるすべての技術は、日進月歩で進化しています。

その中でも、もっとも進歩の度合いが早く、大きいのが医学の世界です。

最新の脳研究では、脳疾患《のうしっかん》の起きた患者の脳は、その後、もっとも活性化するという報告もあります。

これは、脳梗塞《のうこうそく》など、脳にトラブルが起こると、正常に機能している部分が、問題を抱かえた部分の代わりにフル活動を始めるからだといいます。

人間は横着なもので、苦労やトラブルはできる限り避けたいと願っています。しかし、苦労やトラブルといった「刺激」こそが、脳をもっとも活性化させる契機でもあるのです。

本書を通じて、少しでも皆さんの脳が刺激され、日々の出来事に関心が増して、イキイキとした健康生活を送れるよう、願っております。

監修者　林 督元

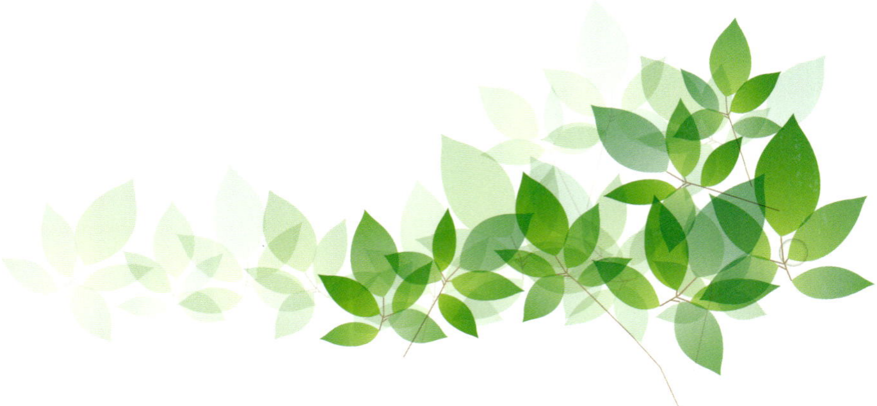

歳をとるほど衰《おとろ》える注意力、記憶力・言語力、発想力、分析力を磨《みが》こう！

脳を4つの部位から刺激 機能をよみがえらせる！

本書は脳の4つの部位——前頭葉《ぜんとうよう》、側頭葉《そくとうよう》、頭頂葉《とうちょうよう》、後頭葉《こうとうよう》に注目して構成しています

それぞれの主な機能をターゲットにした、ピンポイントで活性化できる脳トレーニングにチャレンジ！

流動性《りゅうどうせい》知能は
加齢で衰えても
統括性《とうかつせい》知能や
結晶性《けっしょうせい》知能はむしろ
バージョンアップ！

人は歳をとると記憶力が衰えるといわれています。

物忘れがひどくなり、ボケやすいとも、いわれます。

しかし、加齢で減少する脳細胞の数は、脳細胞全体からみれば、実はわずかなものなのです。

加齢による脳細胞の減少を気にする必要はありません。むしろ、ふだんの日常生活でほとんど使っていない脳の部分をもっと活用すれば、人はどんどん知能が高まるはずなのです。

たとえば、脳科学では、一言で知能といっても、結晶性知能、統括性知能、そして流動性知能などに分けられます。

流動性知能とは、新しいことを記憶する知能であり、これは加齢とともに衰えるのは確かです。

しかし、バラバラのものを統合してバランスよくまとめていく知能、統括性知能は、加齢とともにむしろ発達していきます。

さらにそれまで生きてきた人生の経験を活かして、知恵として活用する結晶性知能は、年齢が上がるとともに蓄積されていくのです。

「面倒くさい」ことをあえて行なうと心や気持ちでは「嫌だ」と思っても脳は実は喜んでいます

ですから、歳をとれば脳は衰える、知能は衰えると考えるのは、思い込みに過ぎないのです。

歳をとると、心身ともにすべてが退化するというのは、生活習慣や環境が原因の「刷り込み」に過ぎません。

少なくとも、本書の読者の皆さんには、こうした「刷り込み」「思い込み」からは解放されてほしいと願っています。

どんどん頭を使い、どんどん物事にチャレンジしていれば人は知能的に老いるということはないのです。

たとえば、

「面倒くさい」
「難しい」
「複雑だ」
「細かい」

と思う事柄は、実は皆さんの脳を活性化させる、絶好の素材でもあるのです。

だから「面倒くさい」ことを率先して行なうと、嫌に思っても、脳は喜んでいるのです。

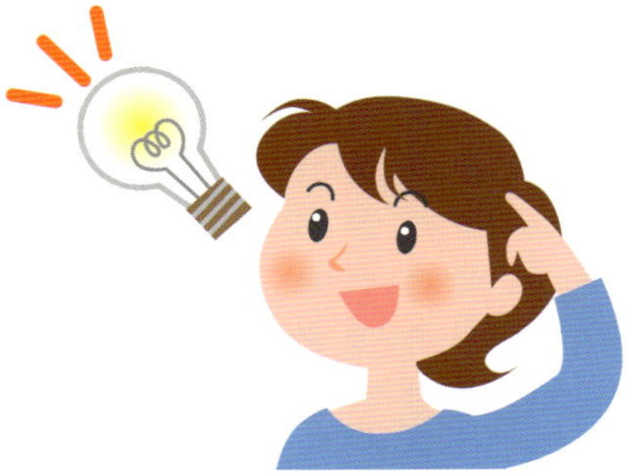

毎日、朝、昼、晩の食事のメニューを考え、料理することでも、脳はイキイキとしてきます。

使えば使うほどにイキイキとするのが、私たちの脳です。

脳を活性化させる脳トレとは「学ぶこと」。「学び」はマネから始まっていく

イタリアにあるパルマ大学。その研究者であるリゾラッティたちは、新しいニューロン（神経細胞）を発見しました。

それはミラーニューロン（鏡のような神経細胞）と呼ばれています。

ミラーニューロンとは、鏡に映すように、人の行動を見て、あるいはそれをマネすることによって、行動そのものを覚える神経細胞のことです。

そもそも学習とは、モノマネで始まるともいえるでしょう。すでにある文章や図形を見て、同じように書いたり描いたりする。そうすることで覚えていく、体得していくという従来の学習法は、まさにミラーニューロンの働きそのものともいえるでしょう。

前頭葉《ぜんとうよう》と側頭葉《そくとうよう》
頭頂葉《とうちょうよう》と後頭葉《こうとうよう》
脳を４つの部位に分け
それぞれの機能を
活性化

本書の脳トレは、脳を４つの部位に区分して、それぞれの持つ機能を最大限に発揮できるよう、ドリル&パズルを構成してあります。
　4つの部位には、もちろんさまざまな特性と働きがあり、多機能です。しかし本書では特に、前頭葉の注意力、側頭葉の記憶力と言語力、頭頂葉の発想力、後頭葉の分析力を活性化できるよう、問題を構成してあります。

前頭葉はパート１
側頭葉はパート２
頭頂葉はパート３
後頭葉はパート４
４章立てて
脳をトータルに活性化!!

　本書は、パート1が前頭葉、パート2が側頭葉、パート3が頭頂葉、パート4が後頭葉のドリル&パズルですが、もちろんどのページから始めていただいても結構です。
　私たちの頭の前部、この部分の脳を前頭葉と呼びます。
　前頭葉が活性化すると、決められたことをテキパキとこなす注意力がアップします。
　本書では、間違いやすい計算問題を初めとして、注意力アップの脳トレを集めました。
　頭の左右にある脳の部位は、側頭葉と呼びます。
　ここにはさまざまな機能が内在し、今なおその全貌《ぜんぼう》は明らかになっていません。
　本書では、記憶力と言語力を代表的な機能として選び、この部分が活性化するようトレーニングを構成してあります。
　頭のてっぺんの部分に相当する脳は、頭頂葉と呼びます。
　頭頂葉は、自分のことだけでなく、他者との関係においても必要とされる状況判断の能力をコントロールしている部位でもあります。
　本書では状況判断能力のうち、芸術的な判断力である発想力に的を絞って、ドリル&パズルを構成しました。
　そのため、ぬり絵もこのパート3に入っています。
　植物画の第一人者である西本眞理子氏の花のぬり絵が、4点あります。
　原画を見本にしながら、季節を感じつつ、ぜひ楽しく自由な色使いでぬってみてください。
　また鈴木智子氏の「マンダラぬり絵」が、3点あります。こちらもぬり方は自由なので、思う存分、好きな色、ぬり方でぬってみてください。
　最後の後頭葉は、後頭部の部位。
　目から入った情報を分析する能力、力を担っているところで、視覚の能力とも密接な関係があります。
　繰り返しになりますが、本書はどこから始めても大丈夫です。そしてすべてに一応目を通して、「チャレンジしてみる」ことが、最も肝要です。
　ぜひ、この機会に、脳の4つの部位をトータルにトレーニングし、イキイキと活性化するよう「刺激」してください。

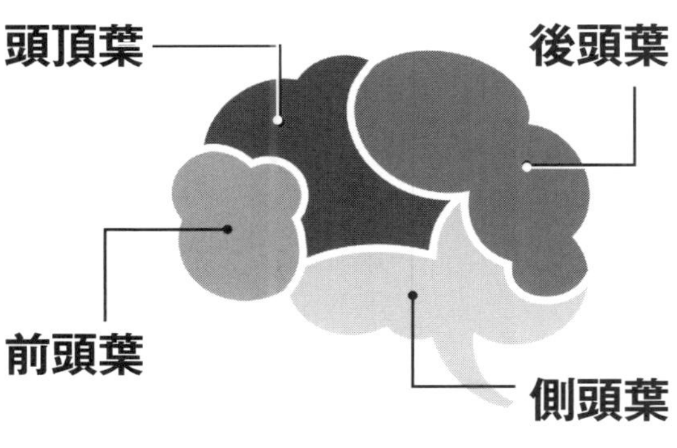

……………………… らくらく **脳トレ** 健康ブック ◎もくじ

あなたの脳はどれだけイキイキしている？
「イキイキ度」テスト！

あなたの「前頭葉」をチェック

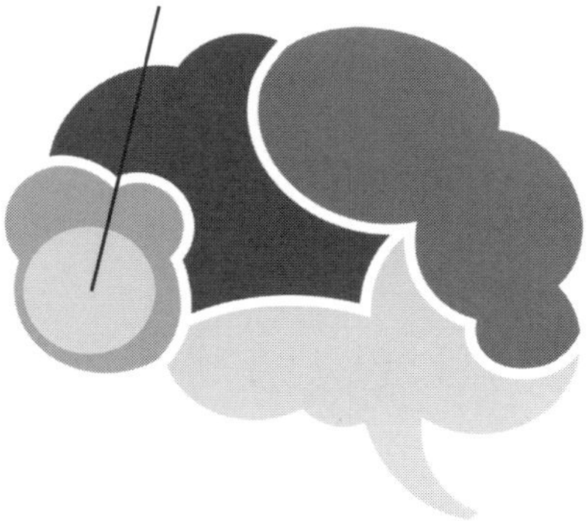

	はい	いいえ
①住んでる町に新しいお店ができると、一度は入ってみる	□	□
②自宅では、テレビをつけっぱなしにしている	□	□
③帽子に興味がある	□	□
④メガネはデザイン性を重視する	□	□
⑤ラーメンよりタンメンを食べることが多い	□	□
⑥評判になったヨーグルトをよく食べる	□	□
⑦毎日、晩酌はしない	□	□
⑧スマートフォンを持っている	□	□
⑨分煙されていない喫茶店でも入る	□	□
⑩食べたい店には並んでもかまわない	□	□
⑪テレビによく出る芸人の名前はだいたい知っている	□	□
⑫雨の日は外出しないことがある	□	□
⑬仲人など、人の世話は嫌いではない	□	□

あなたの脳（前頭葉）のイキイキ度は!?

判定

これは、毎日の生活の中で、あなたの脳の前頭葉がどれだけイキイキしているかをチェックするテストです。13項目の問いに「はい」と答えた数がどのくらいあるか、ここでは特に前頭葉に関係した「イキイキ度」を見ていきましょう。

「はい」が「10問以上」だったあなたは

脳のイキイキ度は、満点（100点）

これまでの生活習慣を
そのまま維持していきましょう！

「はい」が「5～9問」だったあなたは

脳のイキイキ度は、80点

あなたの脳は鍛えれば鍛えるほど
活性化するでしょう！

「はい」が「4問以下」だったあなたは

脳のイキイキ度は、平均値

イキイキ度は平均値の周辺。ということは、油断をすると平均以下にもなります。本書のドリルのすべてにチャレンジして、イキイキ度を向上させてください。

あなたの脳はどれだけイキイキしている？
「イキイキ度」テスト！

あなたの「側頭葉」をチェック

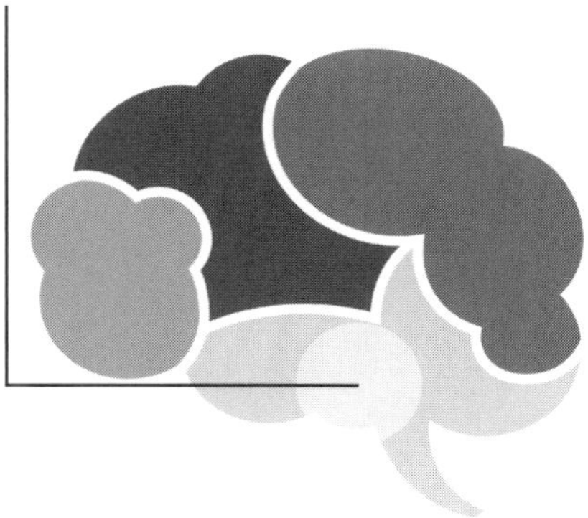

	はい	いいえ
①今でも異性にときめくことがある	□	□
②配偶者以外に、好きなタレントがいる	□	□
③自分は、人よりもオシャレだと思う	□	□
④貧相な人とは、会いたくない	□	□
⑤知り合いとの立ち話は好きだ	□	□
⑥噂話は、聞くのは好きなほうだ	□	□
⑦新聞はほぼ毎日、読んでいる	□	□
⑧月に数回は、友達とお茶をしている	□	□
⑨普段着でなく、オシャレをして出かける時がある	□	□
⑩どうしても好きなものは、通販で購入している	□	□
⑪歯医者は、定期的に行っている	□	□
⑫髪型にはこだわっている	□	□
⑬色にはこだわる（自分の好きな色がある）	□	□

あなたの脳（側頭葉）のイキイキ度は!?

判定

これは、毎日の生活の中で、あなたの脳の側頭葉がどれだけイキイキしているか、見るテストです。13項目の問いに「はい」と答えた数がどのくらいあるか、ここでは特に側頭葉に関係した「イキイキ度」が確認できます。

「はい」が「８問以上」だったあなたは

脳のイキイキ度は、満点（100点）

これまでの生活習慣を
そのまま維持していきましょう！

「はい」が「５問〜７問」だったあなたは

脳のイキイキ度は、80点

あなたの脳は鍛えれば鍛えるほど
活性化するでしょう！

「はい」が「４問以下」だったあなたは

脳のイキイキ度は、凡人レベル

イキイキ度は平々凡々。ということは、油断をするとどんどんレベルは下がっていきます。本書のドリルのすべてにチャレンジして、イキイキ度のレベルを上げていく努力が必要です。

あなたの脳はどれだけイキイキしている？
「イキイキ度」テスト！

あなたの「頭頂葉」をチェック

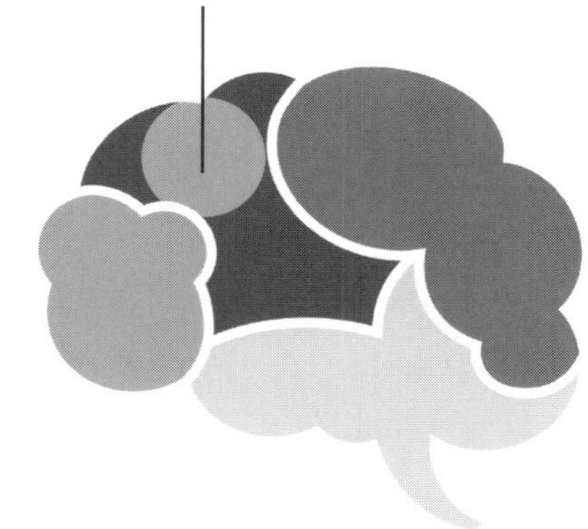

	はい	いいえ
①おやじギャグを聞いたり、言ったりするのが嫌いではない	□	□
②本屋には週に何度か入る	□	□
③新聞記事を切抜きしている	□	□
④好きなものには、パッとお金を使うほうだ	□	□
⑤旅行に行くのが好き	□	□
⑥食べたことのないものを通販で買うことがある	□	□
⑦ミステリーを読むのが好き	□	□
⑧話の面白い人と会うのが楽しい	□	□
⑨愚痴、批判の多い人とは会わないようにしたい	□	□
⑩趣味は、人よりも多いほう	□	□
⑪夜は結構おそくまで起きている	□	□
⑫若い世代向けのラジオ番組を聞くことがある	□	□
⑬ラジオ深夜便をよく聞く	□	□

あなたの脳（頭頂葉）のイキイキ度は!?

判定

これは、毎日の生活の中で、あなたの脳の頭頂葉がどれだけイキイキしているか、見るテストです。13項目の問いに「はい」と答えた数がどのくらいあるか、ここでは特に頭頂葉に関係した「イキイキ度」が確認できます。

「はい」が「10問以上」だったあなたは

脳のイキイキ度は、満点（100点）

これまでの生活習慣をそのまま維持していきましょう！

「はい」が「６問～９問」だったあなたは

脳のイキイキ度は、80点

あなたの脳は鍛えれば鍛えるほど活性化するでしょう！

「はい」が「5問以下」だったあなたは

脳のイキイキ度は、ごく人並みレベル

このままでは、次第にレベルダウンしていくことは間違いありません。まずは、本書のドリルすべてにチャレンジしてみてください。また、ぬり絵は集中力をつける効果が実証されています。脳の活性化にトライ！

あなたの脳はどれだけイキイキしている？
「イキイキ度」テスト！

あなたの「後頭葉」をチェック

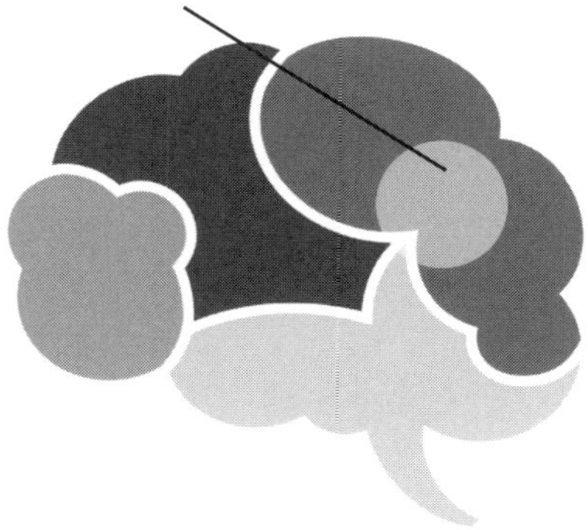

	はい	いいえ
①人の名前をフルネームで覚えていることが多い	□	□
②メモをとることが習慣になっている	□	□
③毎年、手帳を買っている	□	□
④テレビよりもパソコンが楽しい	□	□
⑤株や投資に興味がある	□	□
⑥人の嫉妬やねたみを受けないよう、常日頃から気をつけているほうだ	□	□
⑦安くても、おいしくないものは食べたくない	□	□
⑧タバコ大好き、お酒大好きな人を嫌うことはない	□	□
⑨ボケるのが嫌なので、予防に役立つことはなんでもしたい	□	□
⑩人に面倒をみてもらうことは、好きではない	□	□
⑪もったいなくても、使わないものは処分するほう	□	□
⑫部屋は片付けていないと、気持ちが悪い	□	□
⑬歩くのが嫌いではない	□	□

あなたの脳（後頭葉）のイキイキ度は!?

判定

これは、毎日の生活の中で、あなたの脳の後頭葉がどれだけイキイキしているか、見るテストです。13項目の問いに「はい」と答えた数がどのくらいあるか、ここでは特に後頭葉に関係した「イキイキ度」をチェックします。

「はい」が「12問以上」だったあなたは

脳のイキイキ度は、満点（100点）

これまでの生活習慣を
そのまま維持していきましょう！

「はい」が「８問～11問」だったあなたは

脳のイキイキ度は、80点

あなたの脳は鍛えれば鍛えるほど
活性化するでしょう！

「はい」が「７問以下」だったあなたは

脳のイキイキ度は、ごく普通

イキイキ度は普通レベル。つまり、油断をすると一気に低下する可能性があります。本書のドリルのすべてにチャレンジして、イキイキ度をアップさせてください。

パート１　前頭葉を若々しく！

脳の「前《ぜん》頭《とう》葉《よう》」をイキイキさせるドリル

注意力がアップ！
このドリルにチャレンジすると、
日常生活に「発見」が多くなる！

- 脳のウォーミングアップ　漢字ドリル
- 脳のウォーミングアップ　計算ドリル
- 脳のウォーミングアップ　早口ことば
- 脳のストレッチ体操　漢字パズル
- 「つけたし」ことばドリル
- 表現力を試す！　ドリル
- 乗り物に乗れるのは、何人？
- イメージ・類推ドリル
- 動物マッチング・テスト
- 12か月と食べ物マッチング・テスト
- 12か月と食べ物マッチング・テスト
- １キログラムって、どのくらい？
- 重さを想像する、比較する
- 魚から握り寿司のつくれる数を類推する
- 迷路ドリル
- 祝！　東京オリンピック！　ドリル
- 動物の骨、何個？
- なつかしい童謡ドリル
- 日本語・難問テスト

答えは102-104ページ参照

1

脳のウォーミングアップ　漢字ドリル

身体に関係した「ことわざ」で「漢字力」チェック！

身体《からだ》に関係した「ことわざ」。小学校で習う、重要単語ばかりです。ひらがなの部分を漢字で書いてみましょう。

【問 1】　りょうやくは口に苦し

【問 2】　かべに耳あり、しょうじに目あり

【問 3】　ねみみに水

【問 4】　せにはらは代えられぬ

【問 5】　爪のあかをせんじて飲む

【問 6】　口はわざわいのもと

②

脳のウォーミングアップ　計算ドリル①

くり上がりが１回あるたし算／くり下がりが１回あるひき算

かんたんそうで、ケアレスミスの多いたし算とひき算です。チャレンジして下さい！

【問１】

16
＋ 48

【問２】

38
＋ 29

【問３】

29
＋ 63

【問４】

24
＋ 36

【問５】

52
＋ 28

【問６】

36
＋ 15

【問７】

78
－ 19

【問８】

47
－ 28

【問９】

35
－ 26

3

脳のウォーミングアップ　早口ことば

早口ことばで脳のウォーミングアップ

日本の昔からある早口ことばです。できるだけ早口でチャレンジしてみましょう。

【練習１】

神田《かんだ》鍛冶町《かじちょう》の　角《かど》の乾物屋《かんぶつや》で買《か》った勝栗《かちぐり》
固《かた》くて噛《か》めない　返《かえ》して帰《かえ》ろう　返《かえ》しに行っ
たら　乾物屋《かんぶつや》の勘兵衛《かんべえ》の　かかあが出《で》てきて
かんしゃく起《お》こして　かりかり噛《か》んだら
かりかり噛《か》めた

【練習２】

そばの蕎麦屋《そばや》の　蕎麦《そば》のそばの　蕎麦湯《そばゆ》

【練習３】

結《むす》ばぬ結《むす》び目《め》　結《むす》ぶと結《むす》び目《め》　結《むす》べぬ結《むす》び目《め》
結《むす》べば結《むす》び目《め》　無理《むり》に結《むす》べば　結《むす》びに結《むす》び目《め》

④

脳のウォーミングアップ　計算ドリル②

くり上がりが２回あるたし算／くり下がりが２回あるひき算

かんたんそうで、ケアレスミスの多いたし算とひき算です。チャレンジして下さい！

【問 1】

$$\begin{array}{r} 86 \\ +\ 64 \\ \hline \end{array}$$

【問 2】

$$\begin{array}{r} 75 \\ +\ 57 \\ \hline \end{array}$$

【問 3】

$$\begin{array}{r} 36 \\ +\ 65 \\ \hline \end{array}$$

【問 4】

$$\begin{array}{r} 43 \\ +\ 68 \\ \hline \end{array}$$

【問 5】

$$\begin{array}{r} 131 \\ -\ \ 36 \\ \hline \end{array}$$

【問 6】

$$\begin{array}{r} 154 \\ -\ \ 69 \\ \hline \end{array}$$

【問 7】

$$\begin{array}{r} 252 \\ -\ \ 93 \\ \hline \end{array}$$

【問 8】

$$\begin{array}{r} 121 \\ -\ \ 22 \\ \hline \end{array}$$

【問 9】

$$\begin{array}{r} 267 \\ -\ \ 89 \\ \hline \end{array}$$

5

脳のストレッチ体操

漢字パズル

小学校で習う必須の漢字を集めたパズルです。スタートから「茶道」→「道場」と、２字の熟語になるよう進んで、ゴールの「流水」まで行けたら、合格！

（タテ、ヨコにだけ進めます。ナナメには進めません）

スタート→	茶	道	下	流	水	ゴール→
	合	場	地	路	線	
	同	達	人	気	配	
	時	上	屋	家	作	
	間	食	事	実	力	

＊パズルは、教科書「国語　四上」光村図書より。一部改編

6

脳のストレッチ体操　計算ドリル③

たされる数が3けたのたし算／ひかれる数が3けたのひき算

かんたんそうで、ケアレスミスの多いたし算とひき算です。チャレンジして下さい！

【問1】
$$\begin{array}{r} 454 \\ +\ \ 44 \\ \hline \end{array}$$
□

【問2】
$$\begin{array}{r} 123 \\ +\ \ 76 \\ \hline \end{array}$$
□

【問3】
$$\begin{array}{r} 513 \\ +\ \ 12 \\ \hline \end{array}$$
□

【問4】
$$\begin{array}{r} 372 \\ +\ \ 13 \\ \hline \end{array}$$
□

【問5】
$$\begin{array}{r} 185 \\ -\ \ 62 \\ \hline \end{array}$$
□

【問6】
$$\begin{array}{r} 513 \\ -\ 101 \\ \hline \end{array}$$
□

【問7】
$$\begin{array}{r} 641 \\ +\ \ 58 \\ \hline \end{array}$$
□

【問8】
$$\begin{array}{r} 373 \\ -\ \ 20 \\ \hline \end{array}$$
□

【問9】
$$\begin{array}{r} 876 \\ -\ \ 56 \\ \hline \end{array}$$
□

7

「つけたし」ことばドリル

なつかしい言葉遊び

江戸時代から、日本に伝わるなつかしいことば遊びの「つけたしことば」。空欄にことばを入れてみましょう。

【例1】 驚き　桃の木 ＿＿＿＿

→ 驚き　桃の木 山椒《さんしょう》の木

【問1】 おっと合点 ＿＿＿＿

【問2】 恐《おそ》れ入谷《いりや》の ＿＿＿＿

【問3】 そうで有馬《ありま》の ＿＿＿＿

【問4】 うそを築地《つきじ》の ＿＿＿＿

【問5】 その手は桑名《くわな》の ＿＿＿＿

【問6】 言わぬが花の ＿＿＿＿

8

脳のストレッチ体操　計算ドリル④

3けたのたし算(くり上がりはなし)／3けたのひき算(くり下がりはなし)

かんたんそうで、ケアレスミスの多いたし算とひき算です。チャレンジして下さい！

【問 1】

$$\begin{array}{r} 341 \\ +\ 521 \\ \hline \end{array}$$

【問 2】

$$\begin{array}{r} 493 \\ +\ 202 \\ \hline \end{array}$$

【問 3】

$$\begin{array}{r} 169 \\ +\ 230 \\ \hline \end{array}$$

【問 4】

$$\begin{array}{r} 615 \\ +\ 373 \\ \hline \end{array}$$

【問 5】

$$\begin{array}{r} 123 \\ -\ 112 \\ \hline \end{array}$$

【問 6】

$$\begin{array}{r} 987 \\ -\ 321 \\ \hline \end{array}$$

【問 7】

$$\begin{array}{r} 734 \\ -\ 533 \\ \hline \end{array}$$

【問 8】

$$\begin{array}{r} 585 \\ -\ 454 \\ \hline \end{array}$$

【問 9】

$$\begin{array}{r} 234 \\ +\ 345 \\ \hline \end{array}$$

9

表現力を試す！　ドリル

同じ意味の「熟語」と「慣用句」

二つの文が同じ意味になるように、空欄に言葉を入れてみましょう。

【問1】ニュースを観て仰天した
＝ ニュースを観て［　　］丸くした

【問2】恥ずかしくて赤面した
＝ 恥ずかしくて［　　］火が出る思いだった

【問3】巨大なタワーだ
＝［　　］突くようなタワーだ

【問4】夢中で、一心不乱に勉強する
＝ 夢中で、［　　］変えて勉強する

【問5】うれしくて有頂天になった
＝ うれしくて［　　］昇る気持ちになった

【問6】ショートケーキは大好物だ
＝ ショートケーキには［　　］ない

10

脳のストレッチ体操　計算ドリル⑤

小数のたし算、ひき算／分数のたし算、ひき算

かんたんそうで、ケアレスミスの多いたし算とひき算です。チャレンジして下さい！

【問 1】

$$\begin{array}{r} 4.3 \\ +\ 5.4 \\ \hline \square \end{array}$$

【問 2】

$$\begin{array}{r} 1.2 \\ +\ 3.9 \\ \hline \square \end{array}$$

【問 3】

$$\begin{array}{r} 4.1 \\ +\ 6.8 \\ \hline \square \end{array}$$

【問 4】

$$\begin{array}{r} 3.4 \\ -\ 1.3 \\ \hline \square \end{array}$$

【問 5】

$$\begin{array}{r} 9.28 \\ -\ 8.17 \\ \hline \square \end{array}$$

【問 6】

$$\begin{array}{r} 6.54 \\ -\ 4.11 \\ \hline \square \end{array}$$

【問 7】

$$\frac{1}{6}+1=\square$$

【問 8】

$$1-\frac{2}{3}=\square$$

【問 9】

$$9-\frac{1}{9}=\square$$

11

乗り物に乗れるのは、何人？

日常生活で意外と気づかない収容人数

乗り物には、乗れる人数に限りがあります。次の乗り物には、何人ぐらい乗れるのか、想像してみましょう！

【問 1】　乗用車

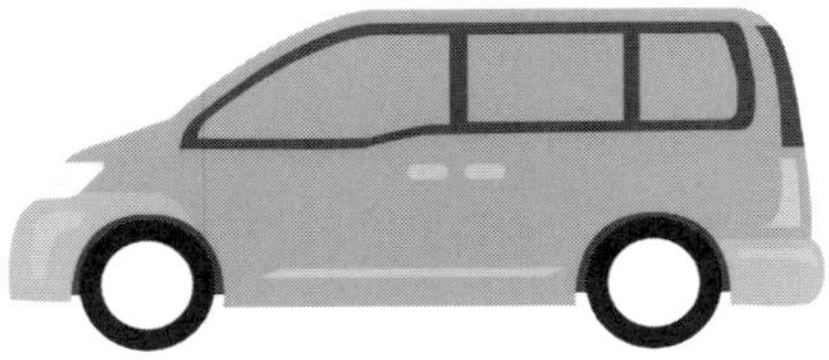

＿＿＿＿＿＿人

【問 2】　路線バス

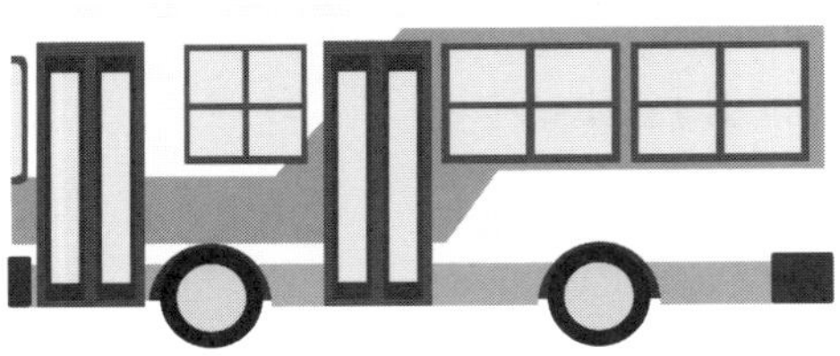

＿＿＿＿＿＿人

【問 3】　新幹線

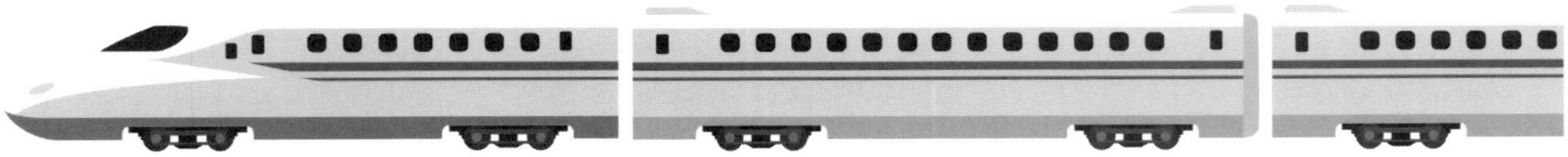

＿＿＿＿＿＿人

【問 4】　飛行機

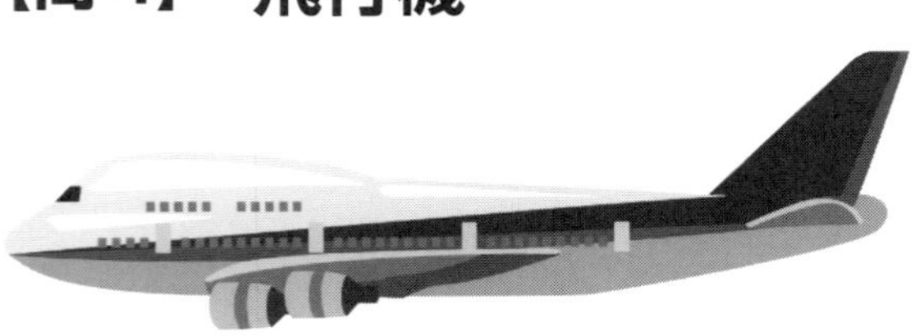

＿＿＿＿＿＿人

【問 5】　ヘリコプター

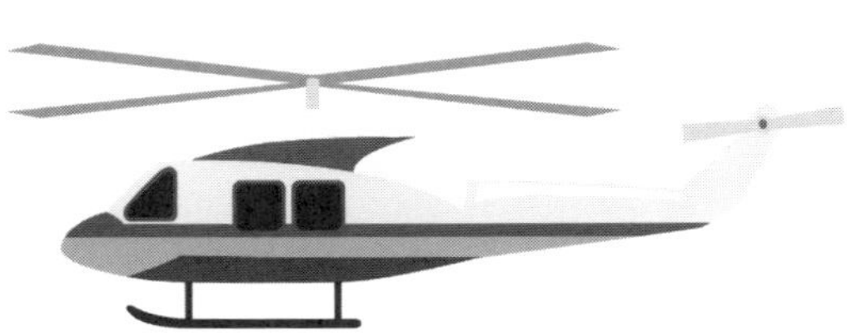

＿＿＿＿＿＿人

※それぞれおおよその数、概数で答えましょう。

12

イメージ・類推ドリル

イメージ画から、場所を類推

日本の、ある街、都市、地域をイメージ画にしたものです。画を見ながら、場所を類推してください。

【問 1】

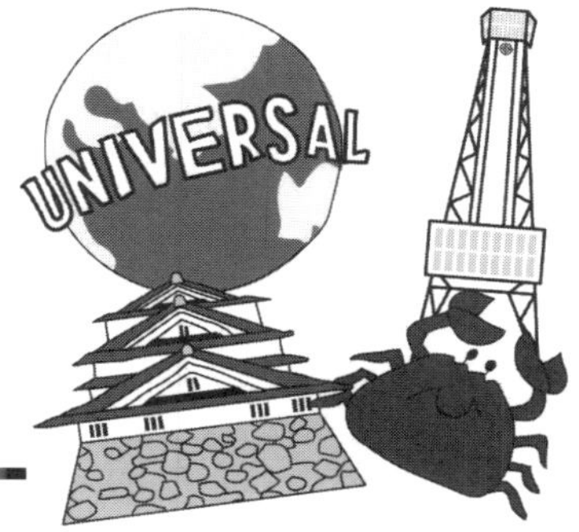

【問 2】

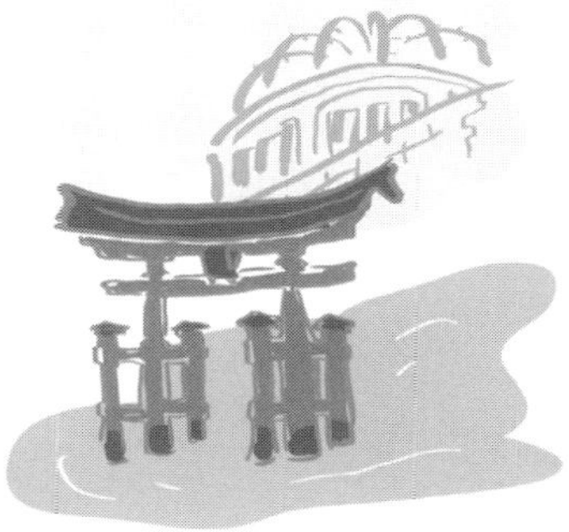

【問 1】

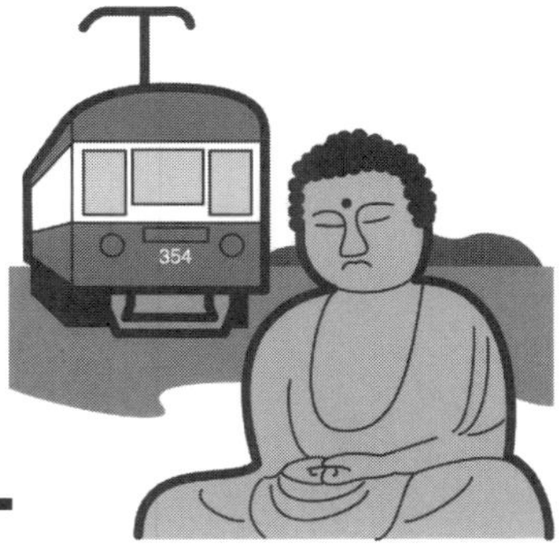

【問 2】

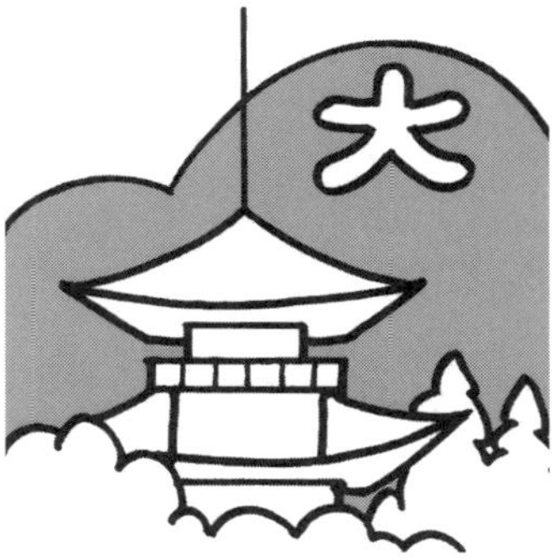

【問 1】

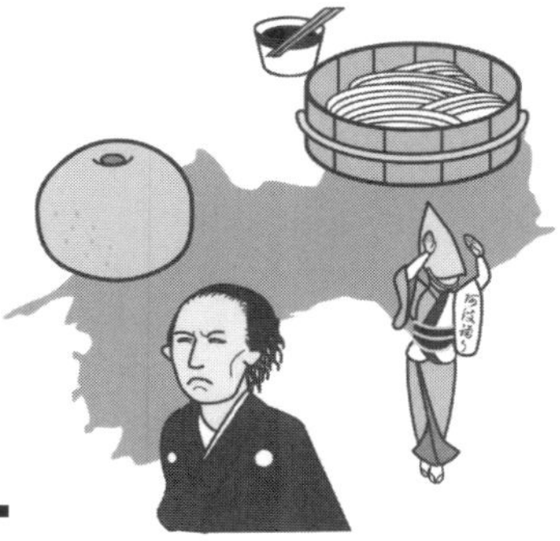

【問 2】

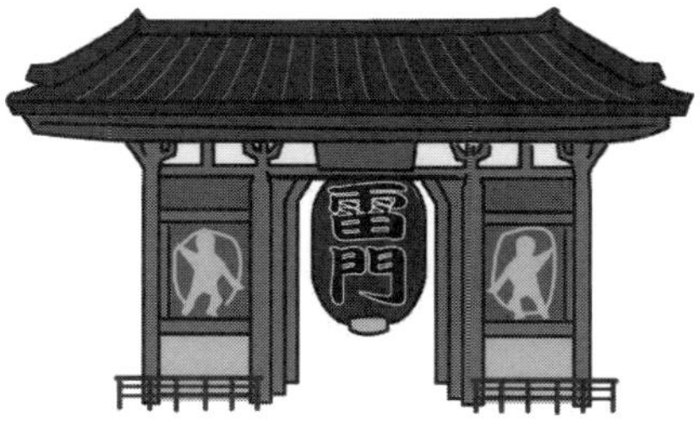

13

動物マッチング・テスト

日本の昔話を思い出し、記憶をマッチング

日本の昔話には、いろいろな動物が出てきます。次の昔話のうち、同じ動物が出てくるのは、どれとどれでしょう？　またその動物を答えてください。（ヒント絵を参照）

【例】

かちかち山

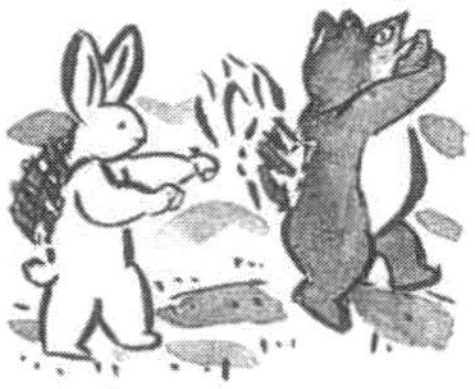

因幡《いなば》の白兎《しろうさぎ》

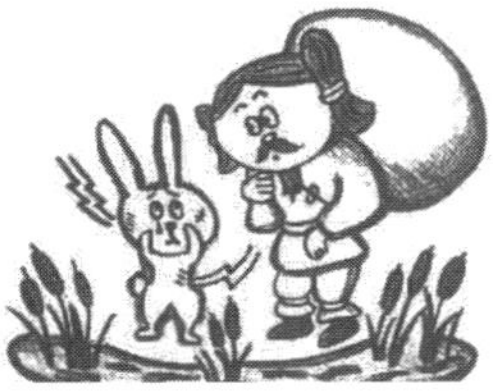

かちかち山　と　因幡の白兎　の　うさぎ（どちらにも、うさぎが出てくる）

桃太郎

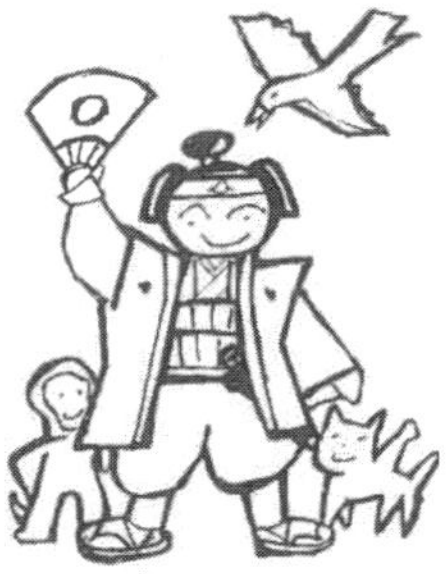

金太郎

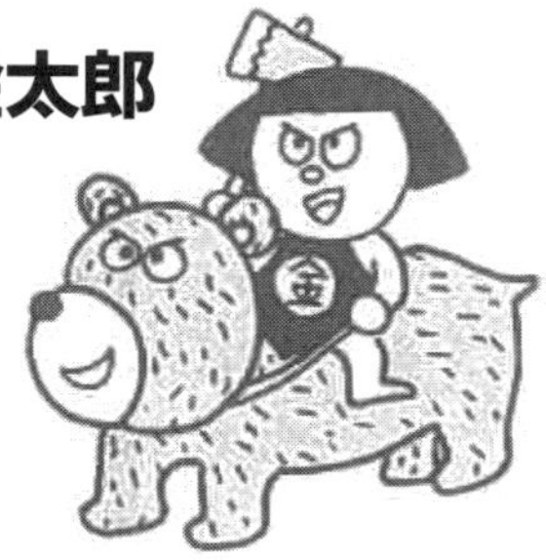

浦島太郎

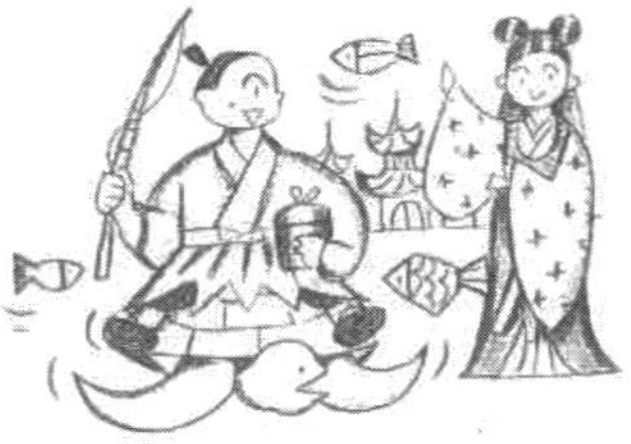

花咲か爺《じい》さん

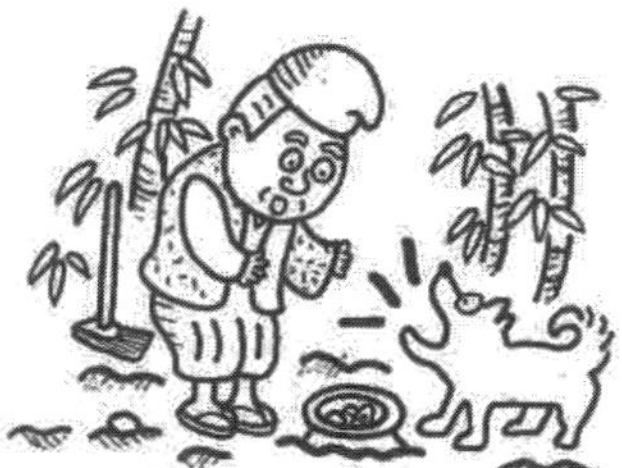

さるかに合戦

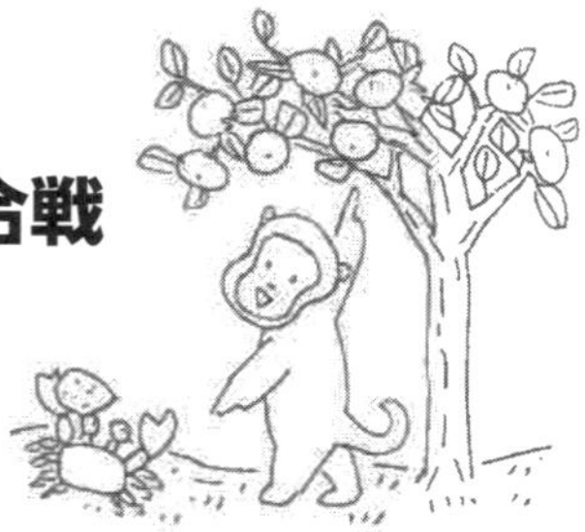

と　　　　　　　　の

と　　　　　　　　の

14

12か月と食べ物マッチング・テスト

1年12か月の季節と食べ物をマッチングする

1月から 12月まで、季節感のある「食べ物」が順番に絵になっています。しかし1枚足りません。何月の絵がないでしょうか？

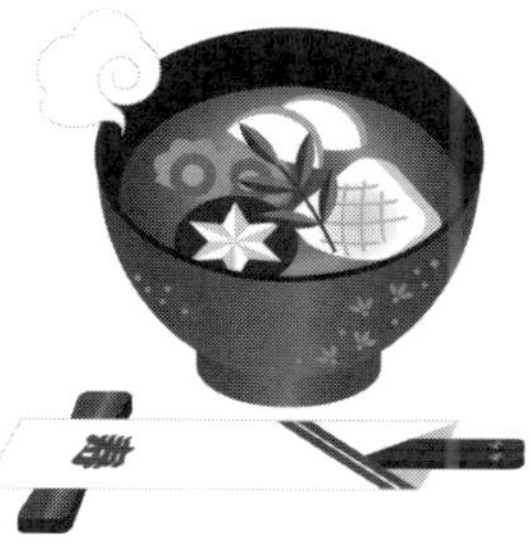

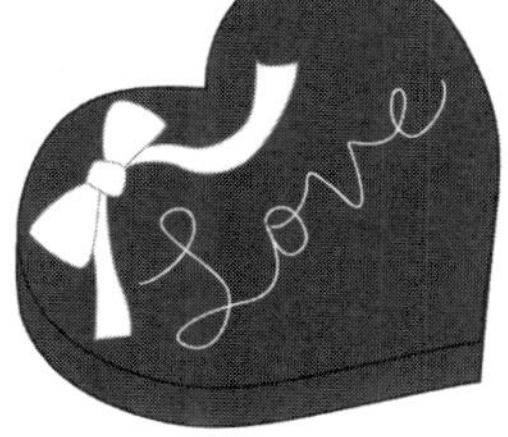

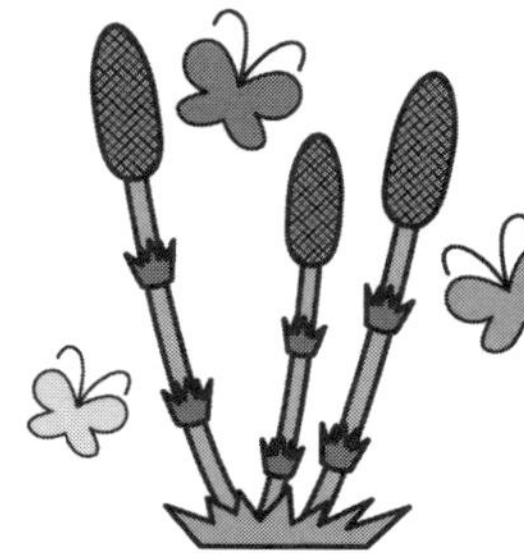

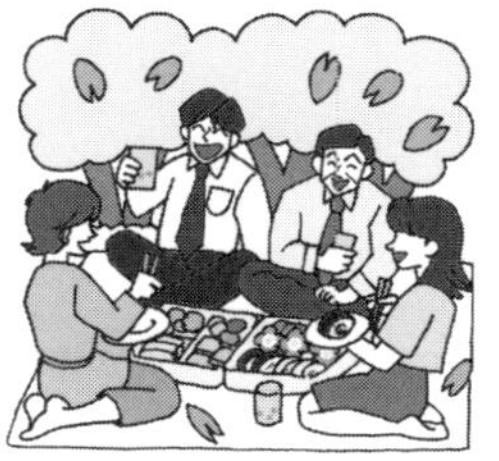

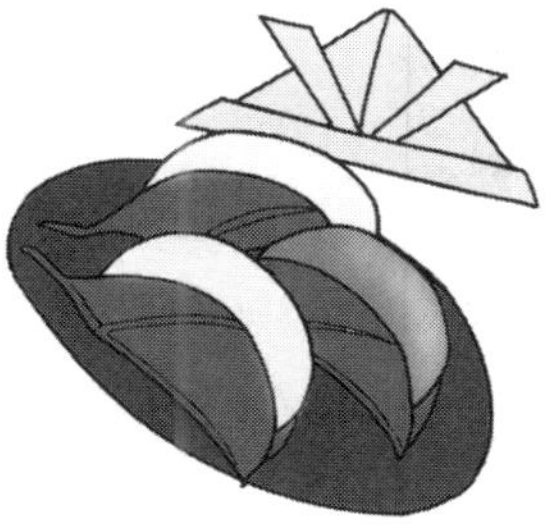

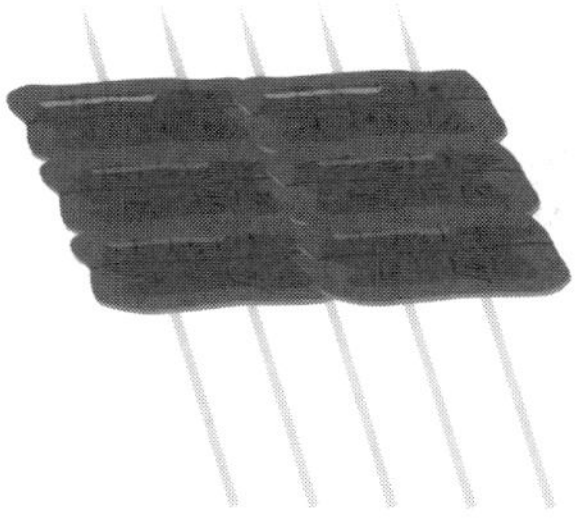

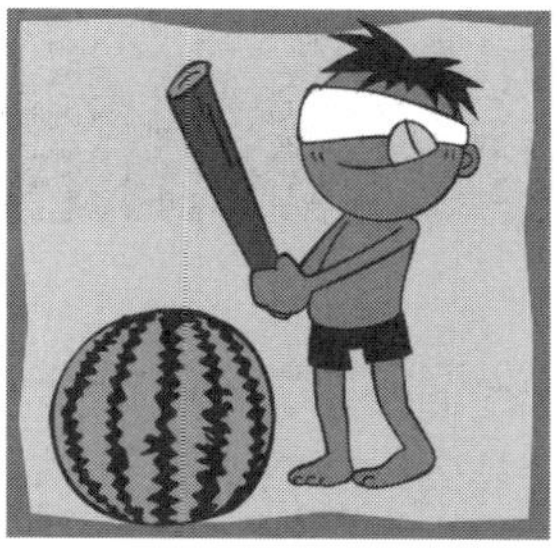

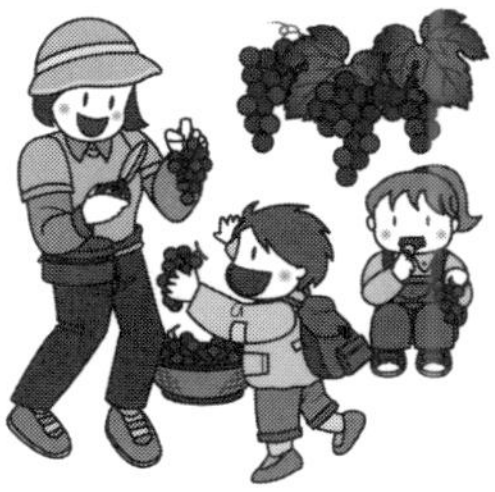

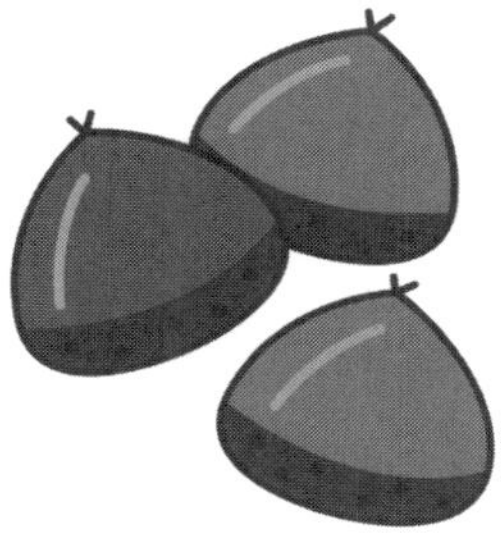

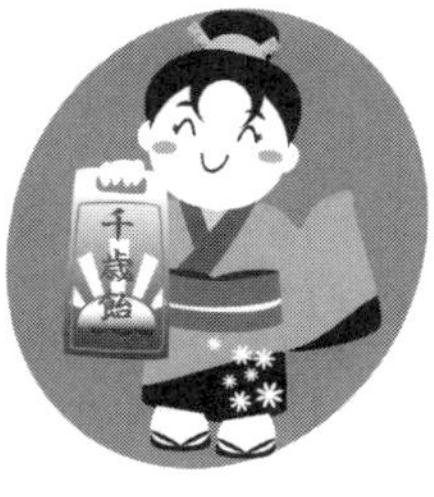

＿＿＿＿＿＿月

NHKの健康番組で絶賛された3分筋トレ歩きあなたも挑戦しませんか？

続ければ続けるほど、効果が実感できて、しかも簡単にできる
3分、ふつうに歩いて、3分、早足で歩く。これを繰り返すだけ

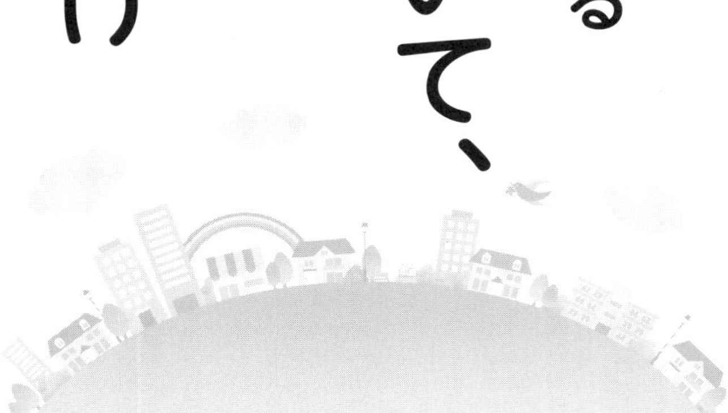

「3分筋トレ歩き」とは、NHKなどの番組で紹介され、たちまち評判を呼んでいる健康法です。

考案したのは、信州大学大学院医学系研究科の能勢《のせ》博《ひろし》教授。

この健康法の素晴らしい点は、だれでもが簡単にできて、しかも準備する道具などを必要としないことです。

興味のある方はぜひ実践《じっせん》してみてください。また、普段からウォーキングをしている方は、この「3分筋トレ歩き」を取り入れて、これまでの体調と比較してみてください。

具体的なやり方は、下記をごらんください。また左ページにポイントがあります。

「3分筋トレ歩き」のやり方

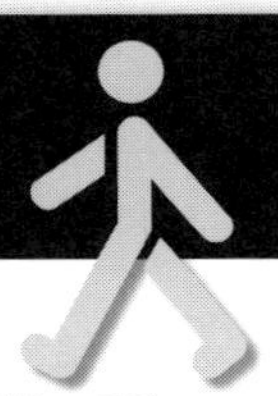

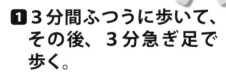

1. 3分間ふつうに歩いて、その後、3分急ぎ足で歩く。
2. その後またふつうに歩いて、3分たったら、また3分間、急ぎ足で歩く。
3. これをできれば5回、繰り返しましょう（無理は禁物、2回、3回でもOKです）。
4. 自宅に帰ったら、牛乳をコップ一杯、飲みます。

ここがポイント！

1 早足で歩く場合の目安ですが、自分が「ちょっときついなぁ」と思う程度の速さで試してみましょう

2 自宅に帰ってから、なぜ牛乳を飲むのか。その理由は筋力をつけるためです。運動した後は､疲れた筋肉がアミノ酸を欲します。そこで豊富なアミノ酸を含んだ牛乳を飲めば、筋力はアップします。ポイントは、歩き終わって 30 分以内に飲むことです！

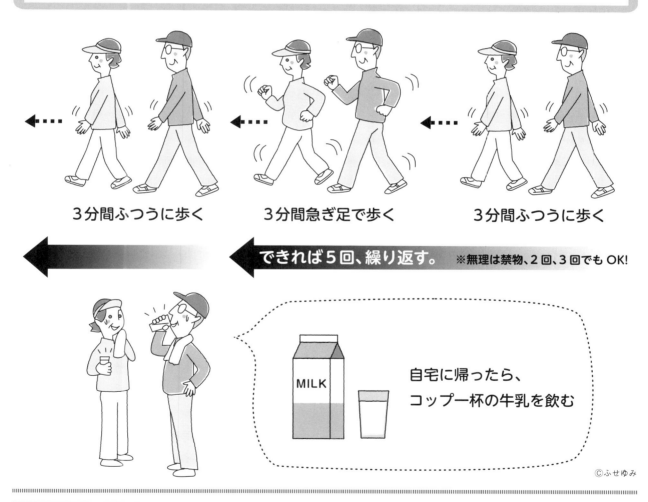

Ⓒふせゆみ

牛乳が嫌いな方は… ほかの乳製品でもOKです。牛乳以外のチーズやヨーグルトでも効果があります。

15

1キログラムって、どのくらい？

あなたのまわりにある「1キログラム」はどのくらいか

次のそれぞれのものは、1キログラムだと、だいたいどのくらいの量か、想像してみましょう。

【例】

紙パックの
1リットルのお茶

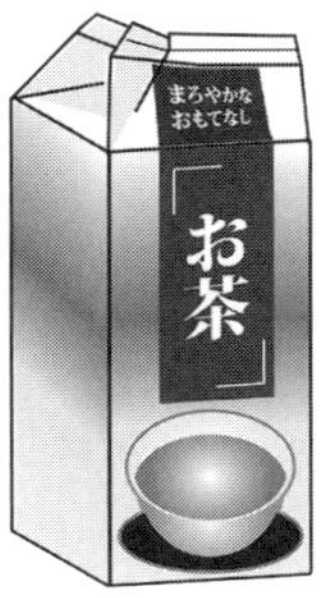

__1__本

【問1】

500ミリリットルの
ペットボトル

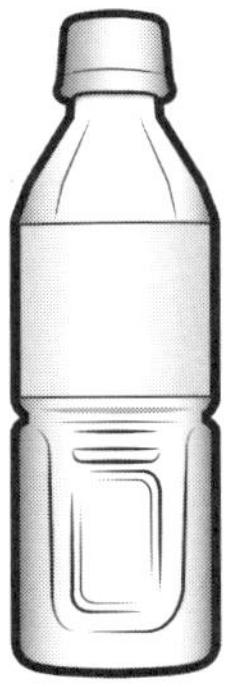

_____本

【問2】

みかん

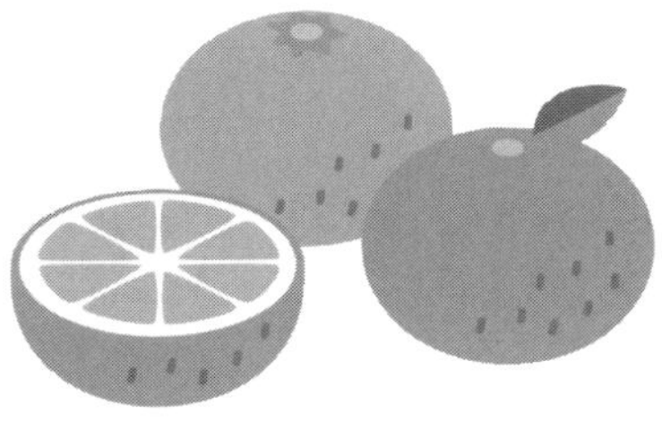

_____個

【問3】

バナナ

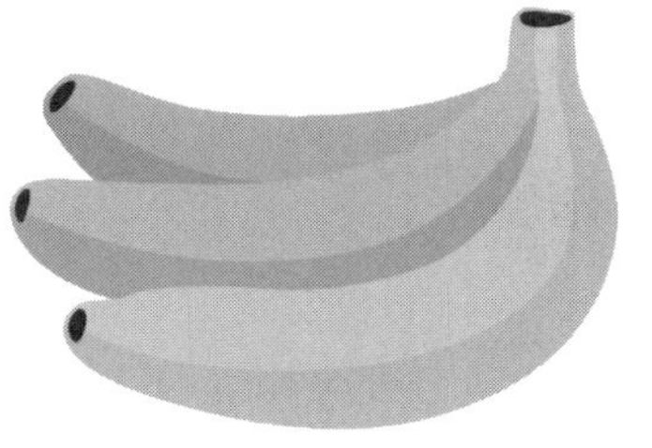

_____本

【問4】

トイレット
ペーパー

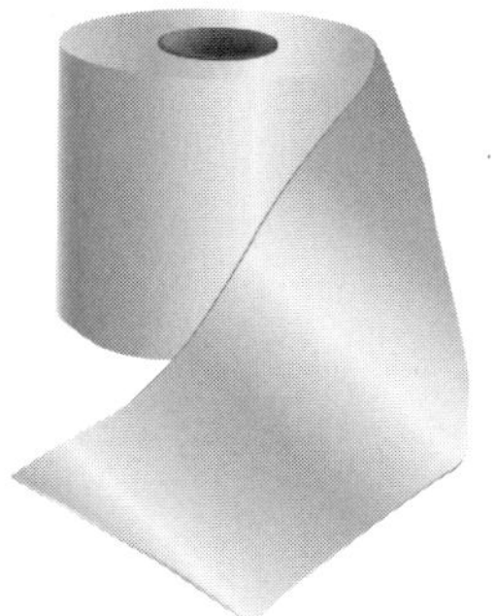

_____個

【問5】

1円玉

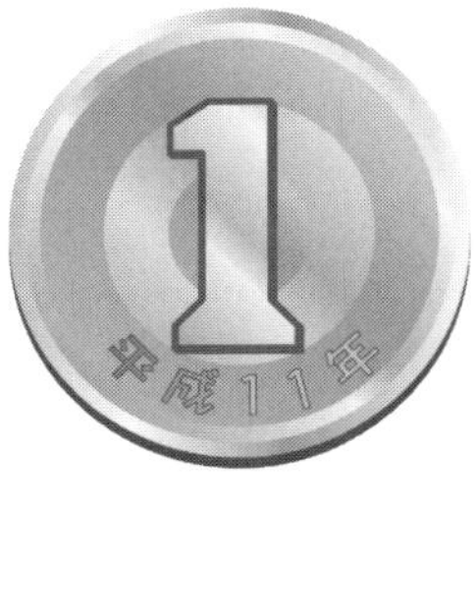

_____枚

16

重さを想像する、比較する

乗り物の重さはいろいろ

5つの乗り物があります。それぞれの重さを想像してみてください。

【例】 乗用車

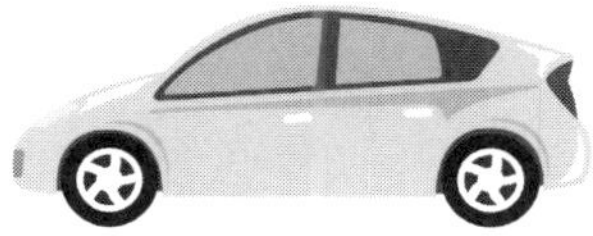

1.5 トン

【例】 新幹線（1車両）

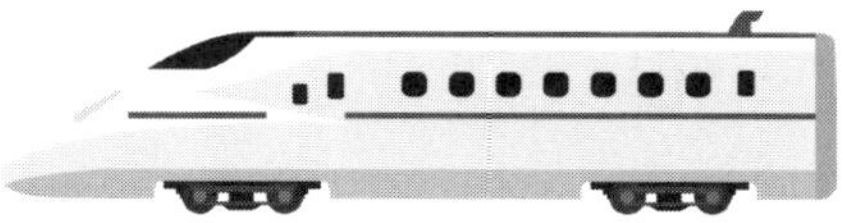

40 トン

【問1】スクーター

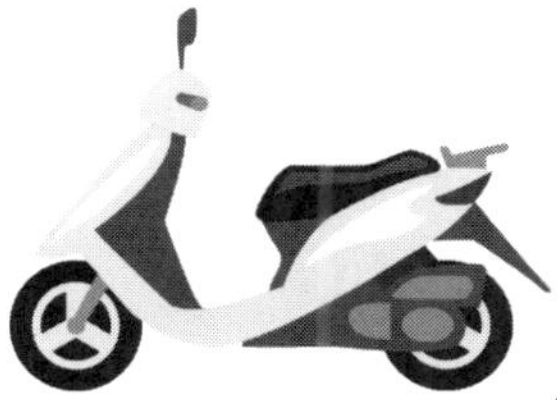

＿＿＿＿ kg

【問2】トラック

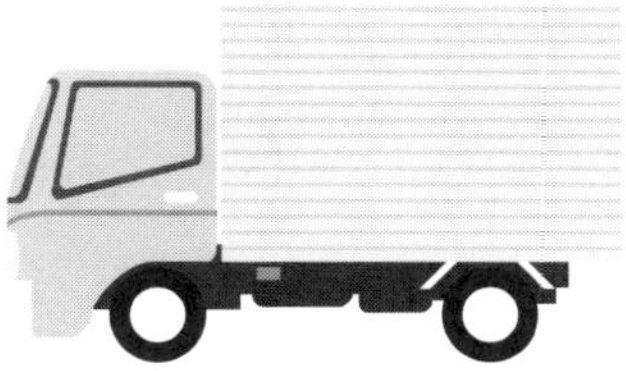

＿＿＿＿ トン

【問3】路線バス

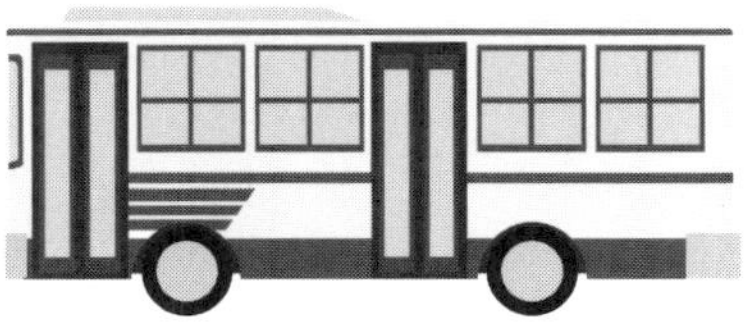

＿＿＿＿ トン

【問4】電車（1車両）

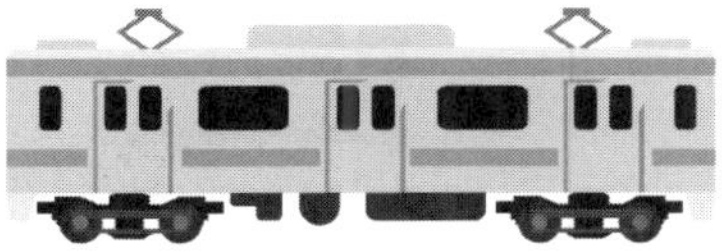

＿＿＿＿ トン

【問5】飛行機

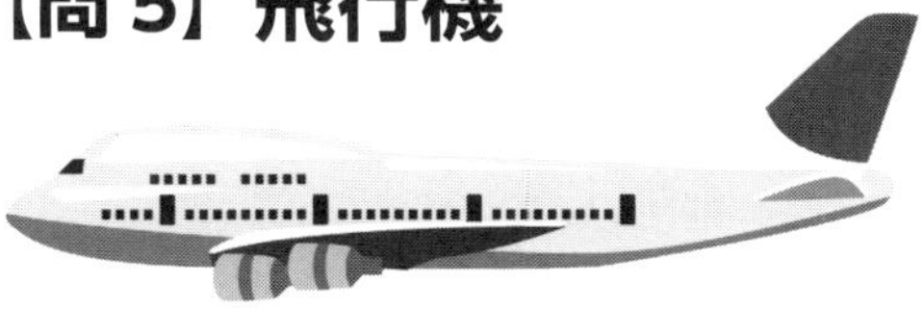

＿＿＿＿ トン

17

魚から握り寿司のつくれる数を類推する

「体積」と「数」の関係

一匹の魚から、握り寿司は何貫《かん》つくれるでしょうか？ 魚の大きさから類推して、数を想像してみましょう。

（貫＝個）

【問 1】 一匹のマグロ（全長約180㎝の場合）**からは**

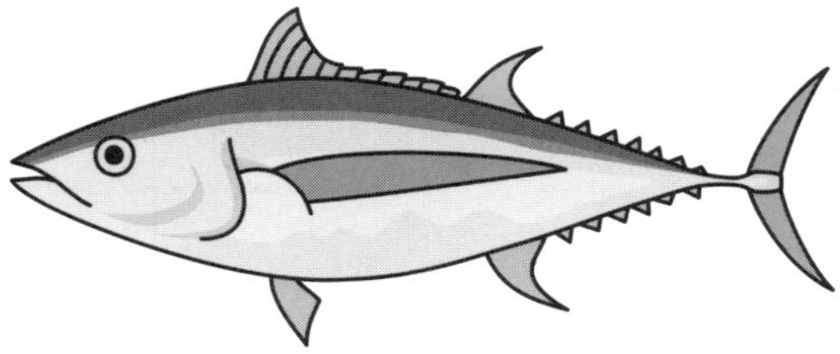

①赤身の握り寿司は ______貫

②中トロは ______貫

③大トロは ______貫

【問 2】 一杯のイカからは

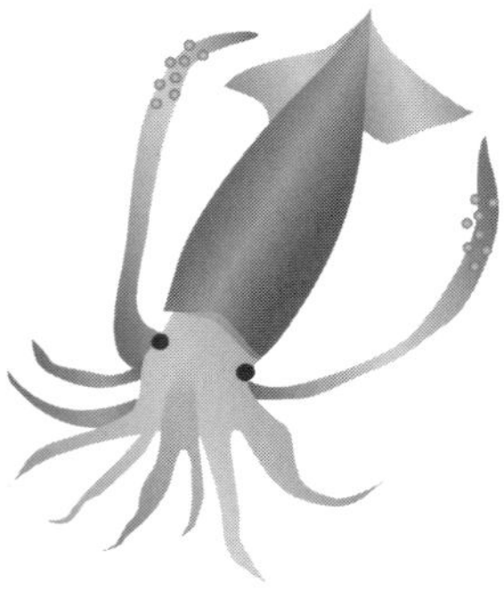

握り寿司は

______貫

【問 3】 一匹（一杯）のタコ

（全長約40㎝の場合）**からは**

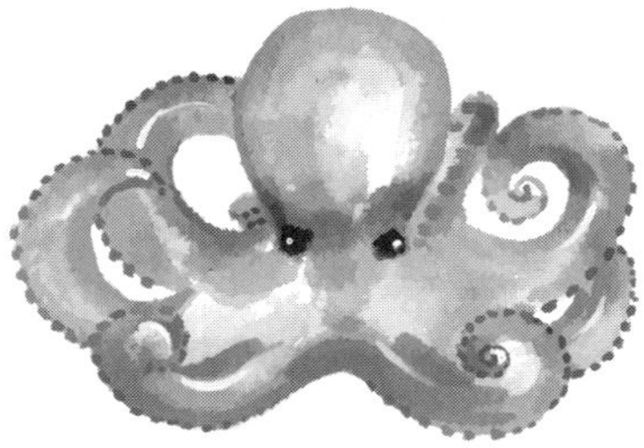

握り寿司は

______貫

【問 4】 一匹のエビ

（全長約17㎝の場合）**からは**

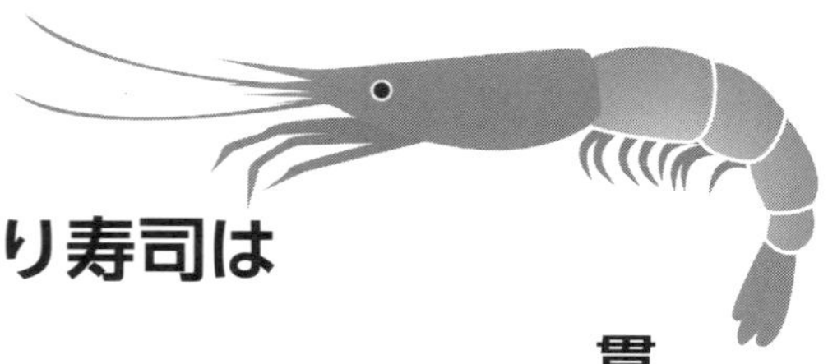

握り寿司は

______貫

【問 5】 一匹のアナゴ

（全長約40㎝の場合）**からは**

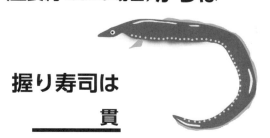

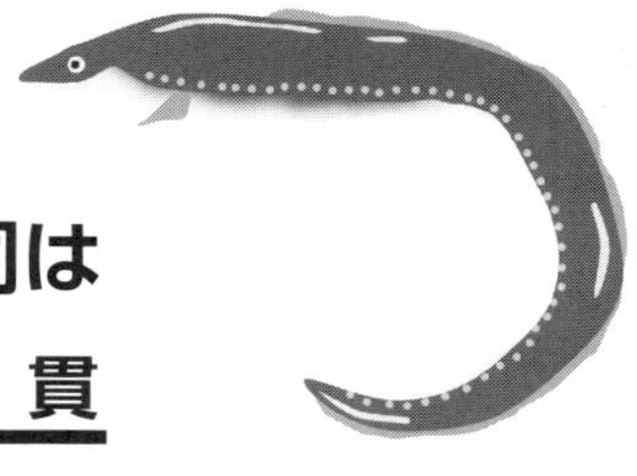

握り寿司は

______貫

18

迷路ドリル①

脳の「空間記憶力」を試しましょう！

「入口」から入って、「出口」まで うまく出られるでしょうか？

19

迷路ドリル②

脳の「空間記憶力」を試しましょう！

「入口」から入って、「出口」までうまく出られるでしょうか？

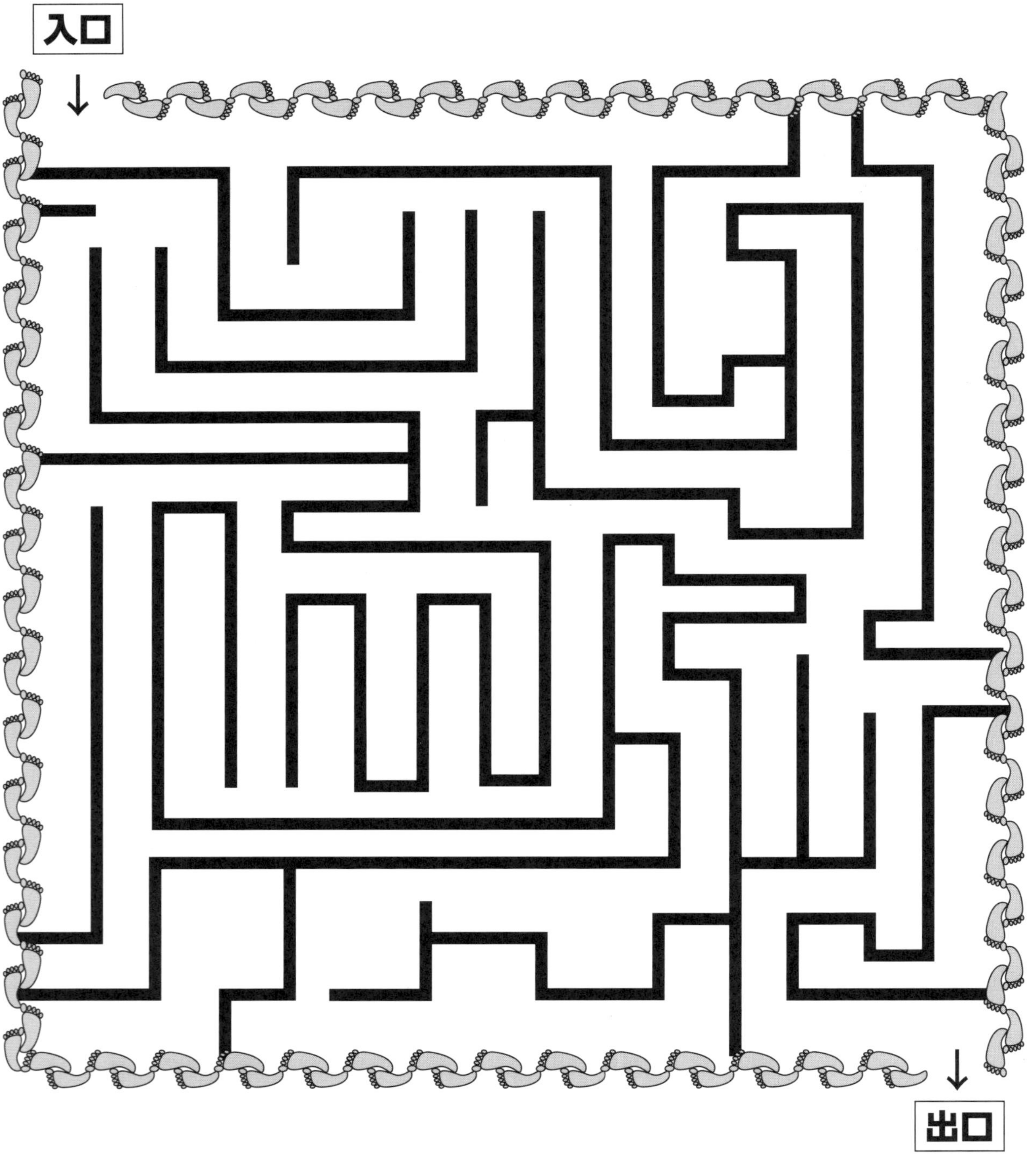

20

祝！　東京オリンピック！　ドリル

昭和36年から39年に発行された、なつかしい東京オリンピック基金の切手です。種目をすべて答えてください。

10種目以上を当てれば金メダル！
9種目を当てれば銀メダル！
8種目を当てれば銅メダル！

【1】

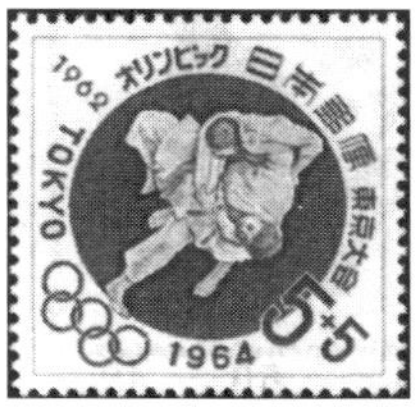

【2】

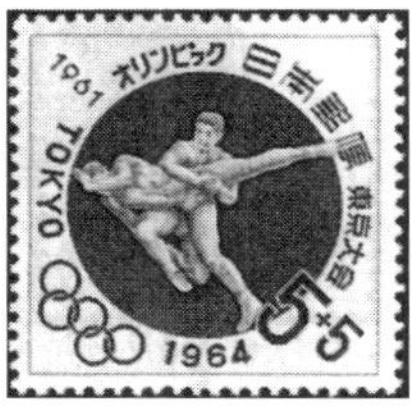

【3】

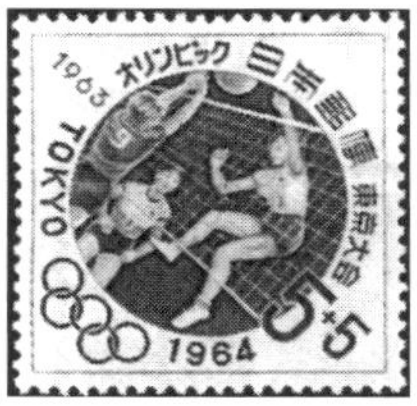

【4】

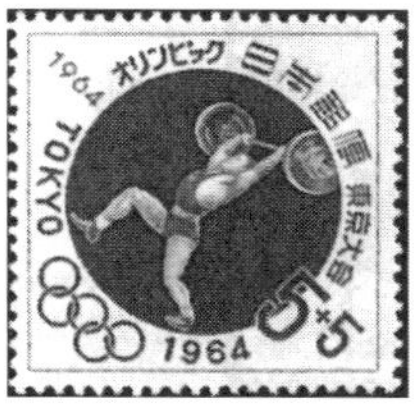

【5】

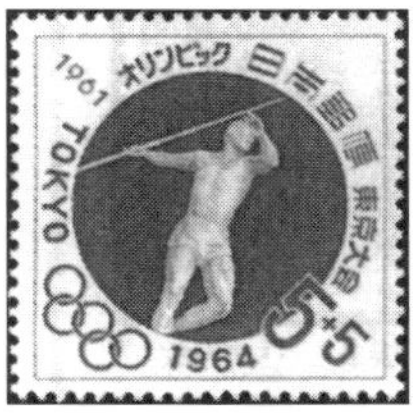

【6】

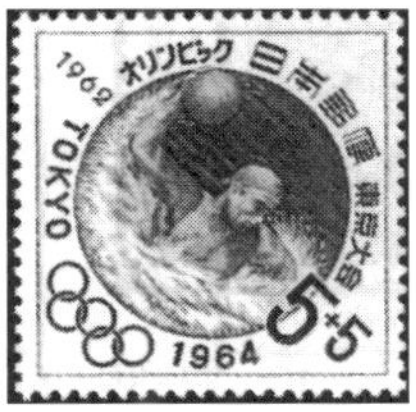

【7】

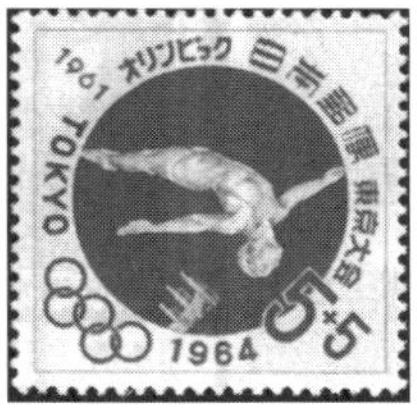

【8】

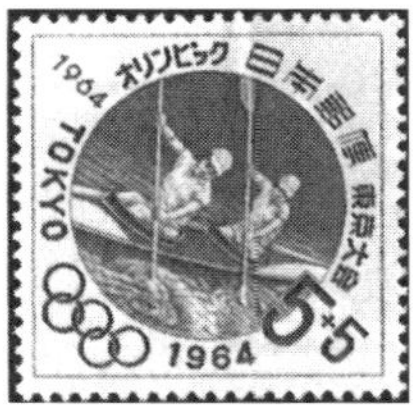

【9】

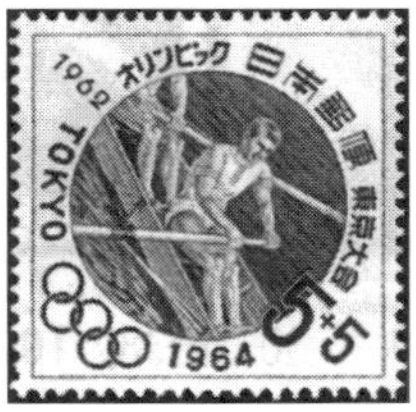

【10】

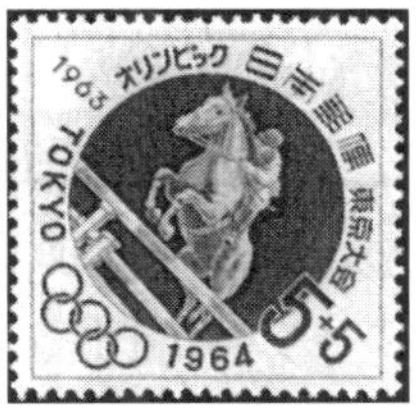

【11】

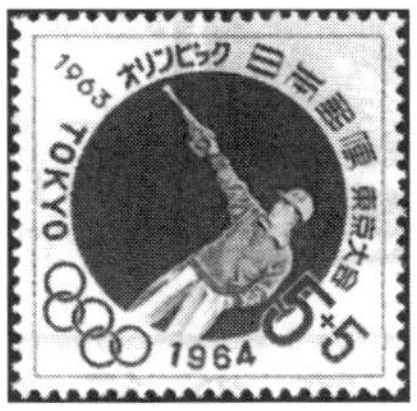

【12】

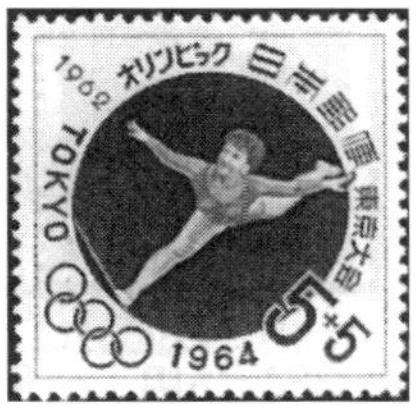

※日本郵便㈱

21

動物の骨、何個？

骨のない動物もいる !?

人間の骨は、大人で206個あるといわれています（子供は約300個）。次の動物たちの骨の数を、想像してください。

【例】 鳥

150 個

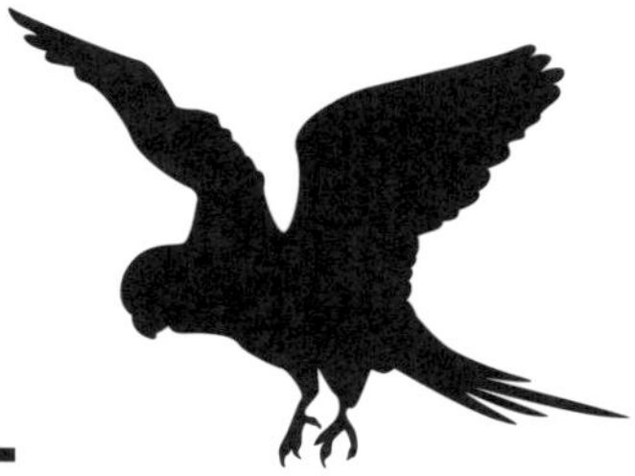

【例】 キリン

250 個

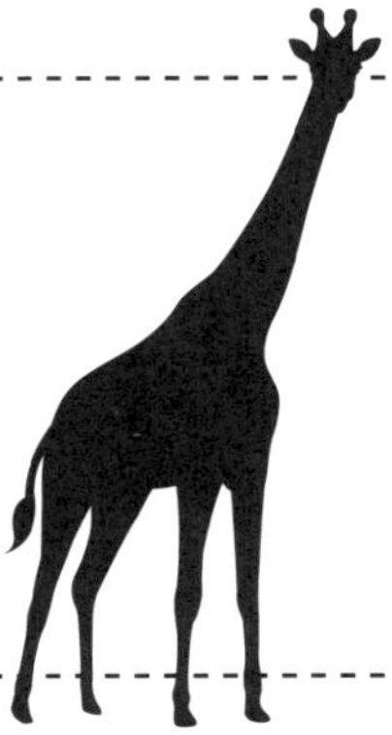

【問 1】
カブトムシ

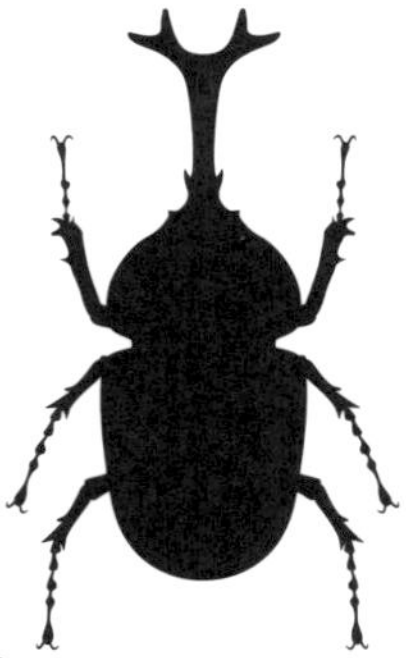

＿＿＿＿ 個

【問 2】
タコ

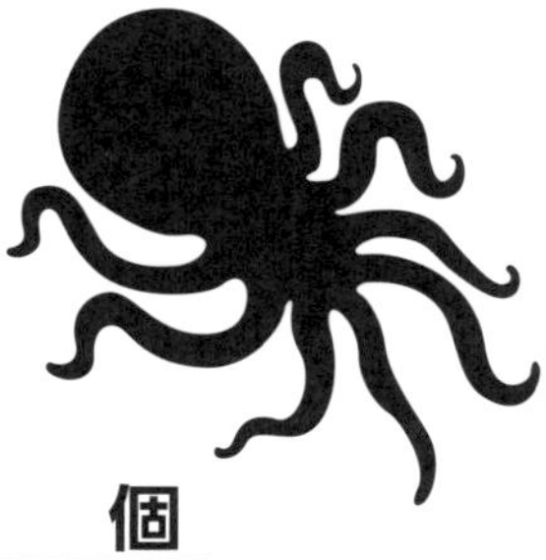

＿＿＿＿ 個

【問 3】
ヘビ

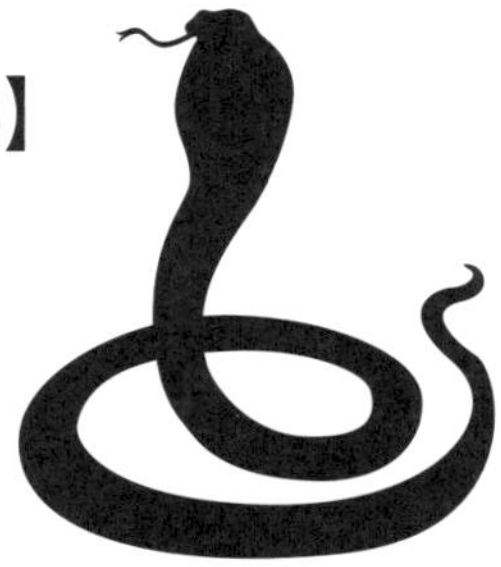

＿＿＿＿ 個

【問 4】 魚

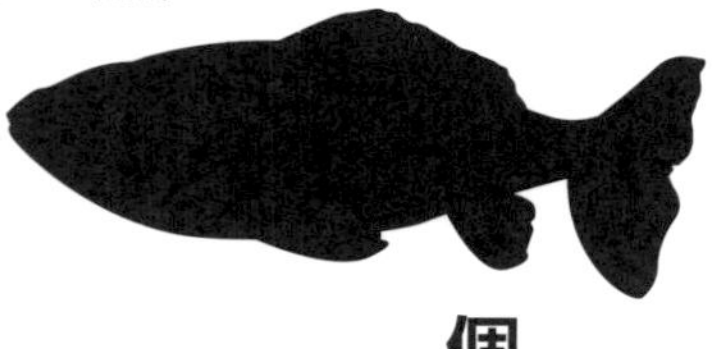

＿＿＿＿ 個

【問 5】 クジラ

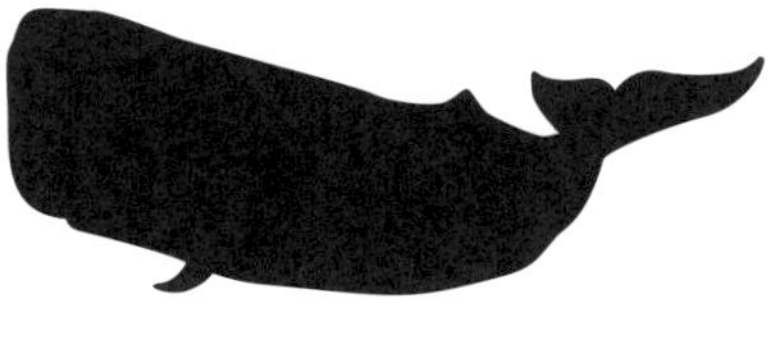

＿＿＿＿ 個

＊個数はおおよその概数です。

なつかしい童謡ドリル

声に出して歌うと、記憶がよみがえる

空欄に、言葉を入れましょう。覚えていますか？

春が来た

作詞・高野辰之　作曲・岡野貞一

一　春が来た　春が来た
どこに　来た
山に来た　里に来た
野にも　来た

二　①□が咲く　①□が咲く
どこに咲く
山に咲く　里に咲く
野にも咲く

三　②□が鳴く　②□が鳴く
どこで鳴く
山で鳴く　里で鳴く
野でも鳴く

七つの子

作詞・野口雨情　作曲・本居長世

烏なぜ啼くの
烏は山に
かわいい七つの子があるからよ
かわいい、かわいいと
烏は啼くの
かわいい　かわいいと
啼くんだよ
山の③□□□
いって見てごらん
丸い眼をした　④□□□□□

23

日本語・難問テスト

いろいろな意味のある「人」という字

「人」という字が使われた慣用句・ことわざを集めました。この中で、「人」が「私」の意味であるのは、どれでしょう？

【例 1】 人の気も知らないで

→ この「人」は「私」の意味（私の気持ちも知らないで）

【例 2】 人様に顔向けできない

→ この「人」は「社会」の意味（社会に顔向けできない）

①人のうわさも四十五《しじゅうご》日《にち》

②人を見て法を説《と》け

③人の命は地球より重い

④よくも人をだましたな

⑤人様に後ろ指を指される

⑥人のことは気にしない

答え ＿＿＿＿＿＿

パート2　側頭葉を若々しく！

脳の「側頭葉《そくとうよう》」をイキイキさせるドリル

記憶力・言語力がアップ！このドリルにチャレンジすると、言語の記憶が再生する！両方に個性を発揮できる！

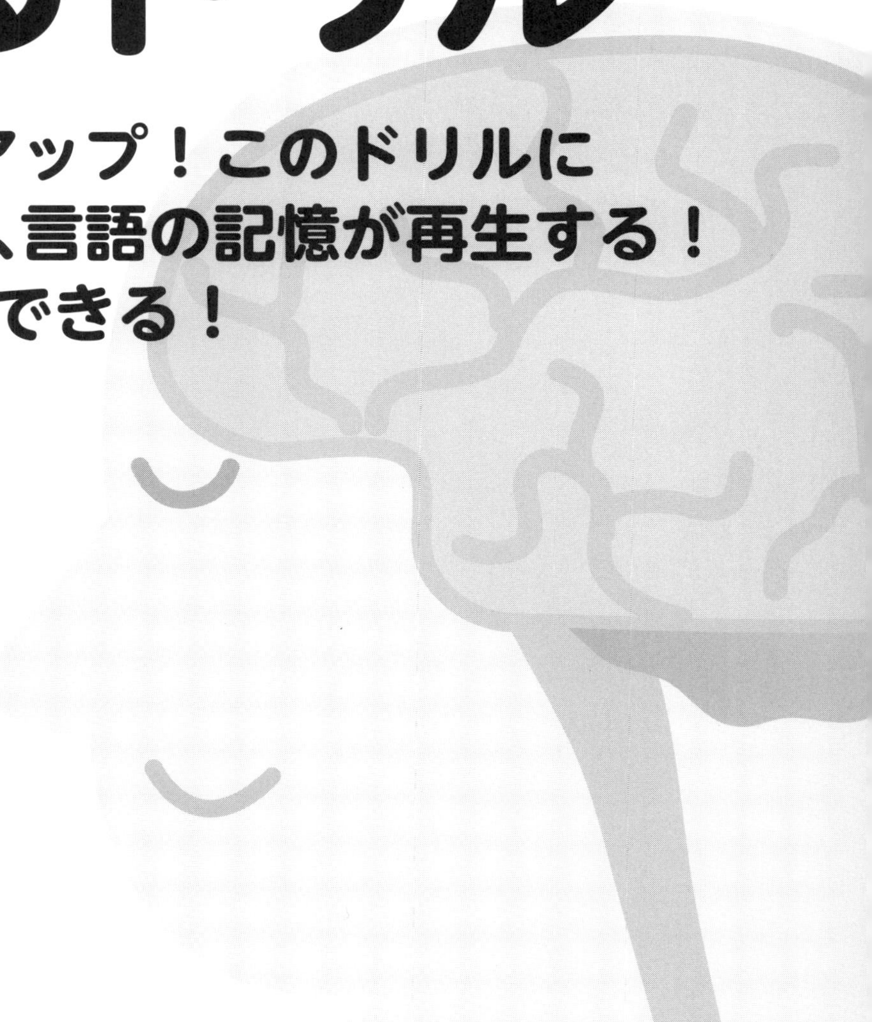

- 社会科の地理・応用力ドリル
- トランプ・パズル
- 分数の勝ち抜き戦
- 倍額貯金と定額貯金
- 折り紙ドリル
- 「私」の借金、いくら？
- サイコロの展開図を推理する
- 論理パズル
- 切手の絵を見て観光地を当てる

答えは 104-105 ページ参照

24

社会科の地理・応用力ドリル

全国47の都道府県庁所在地、どこまで知ってる？

全国に47ある都道府県庁所在地の表です。空欄をうめてください。

東北地方

②青森県　青森市
③岩手県　□□市
④宮城県　□□市
⑤秋田県　秋田市
⑥山形県　山形市
⑦福島県　福島市

北海道地方

①北海道　□□市

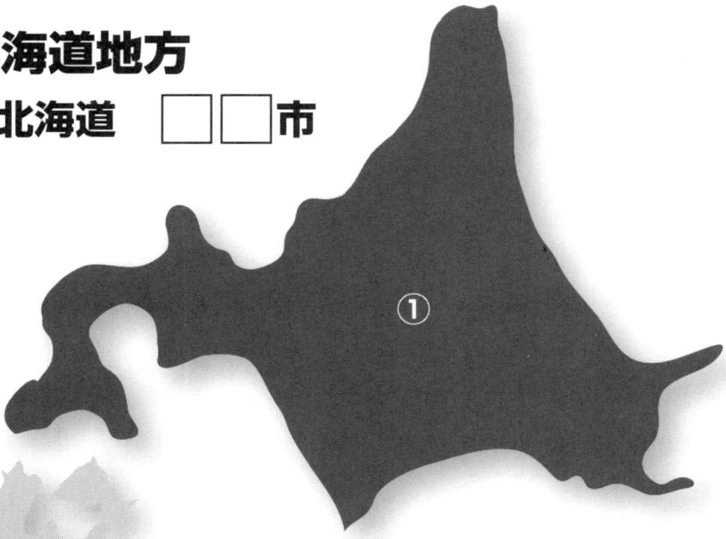

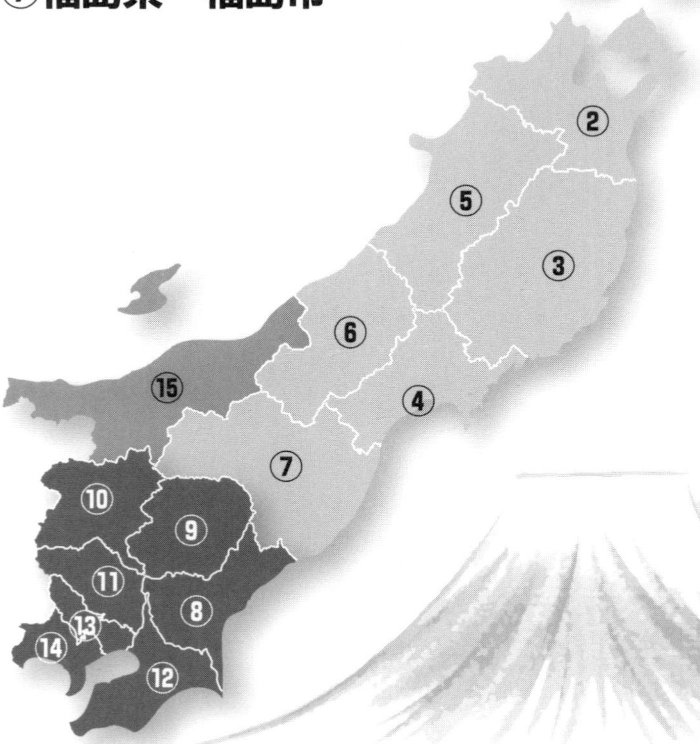

関東地方

⑧茨城県　□□市
⑨栃木県　宇都宮市
⑩群馬県　□□市
⑪埼玉県　□□□□※市
⑫千葉県　千葉市
⑬東京都　□□区
⑭神奈川県　横浜市

※ここはひらがなで書きます。

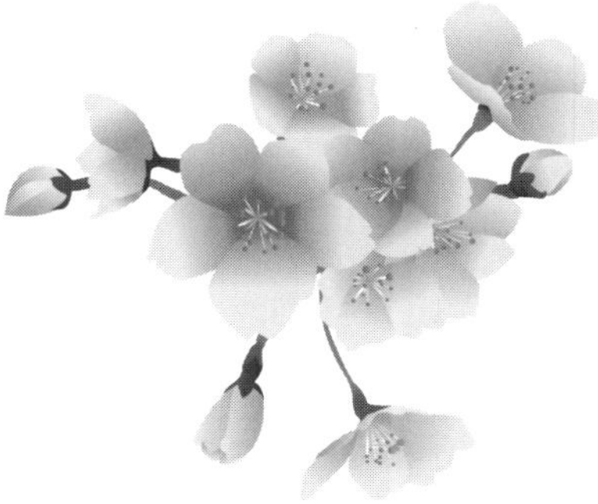

中部・北陸地方

⑮新潟県　新潟市
⑯富山県　富山市
⑰石川県　□□市
⑱福井県　福井市
⑲山梨県　□□市
⑳長野県　長野市
㉑岐阜県　岐阜市
㉒静岡県　静岡市
㉓愛知県　名古屋市

近畿地方

㉔三重県　津市
㉕滋賀県　□□市
㉖京都府　京都市
㉗大阪府　大阪市
㉘兵庫県　□□市
㉙奈良県　奈良市
㉚和歌山県　和歌山市

中国地方

㉛鳥取県　鳥取市
㉜島根県　□□市
㉝岡山県　岡山市
㉞広島県　広島市
㉟山口県　山口市

四国地方

㊱徳島県　徳島市
㊲香川県　□□市
㊳愛媛県　□□市
㊴高知県　高知市

九州地方

㊵福岡県　福岡市
㊶佐賀県　佐賀市
㊷長崎県　長崎市
㊸熊本県　熊本市
㊹大分県　大分市
㊺宮崎県　宮崎市
㊻鹿児島県　鹿児島市
㊼沖縄県　□□市

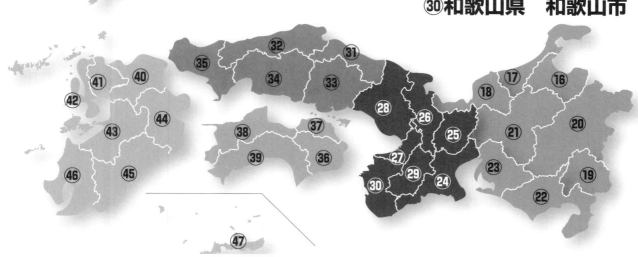

25

トランプ・パズル①

記憶力をテストします！

3枚ずつあるトランプ。1枚は図柄が正しくありません。どれでしょう？

【問1】 ＿＿＿＿

A
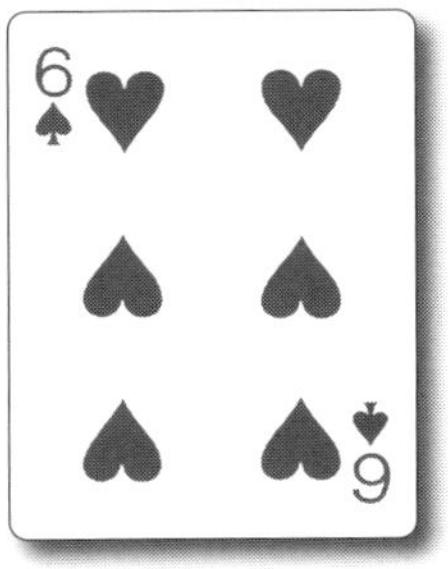

B
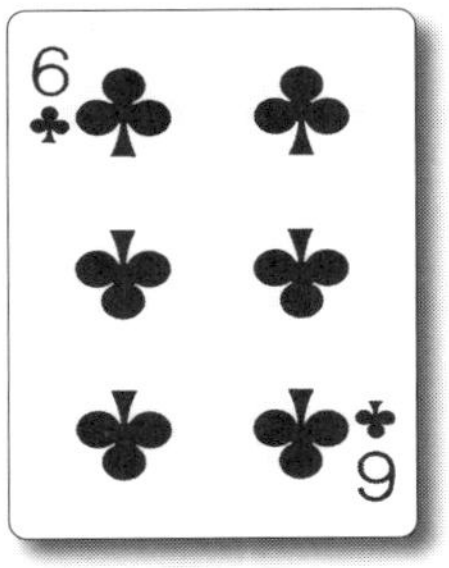

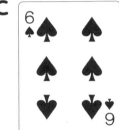

C
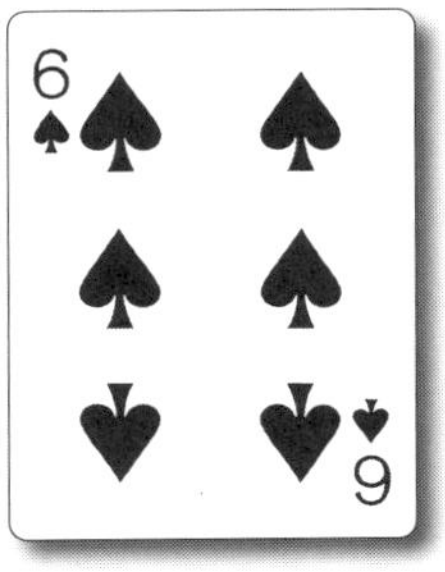

【問2】 ＿＿＿＿

A
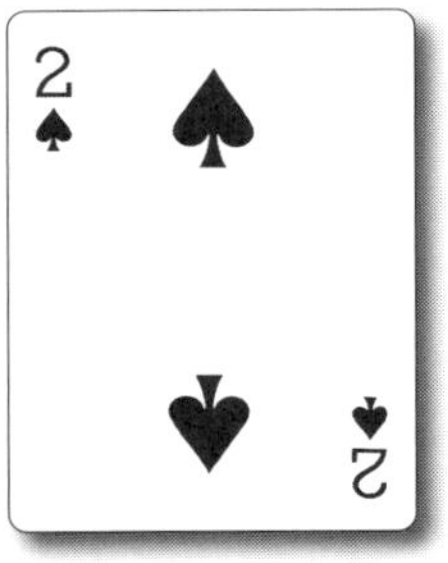

B
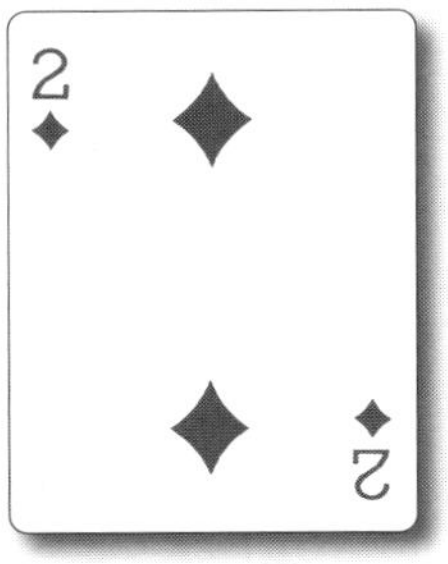

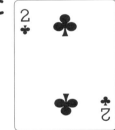

C
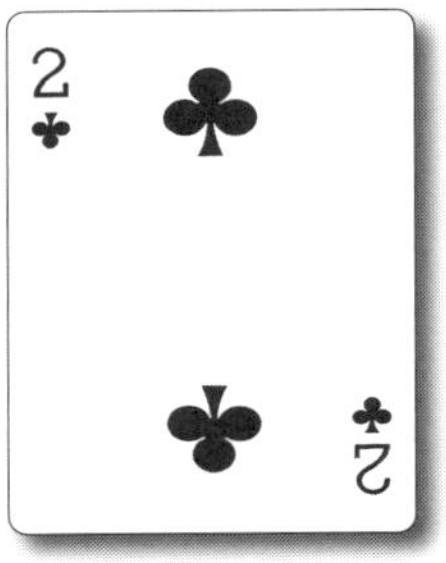

【問3】 ＿＿＿＿

A
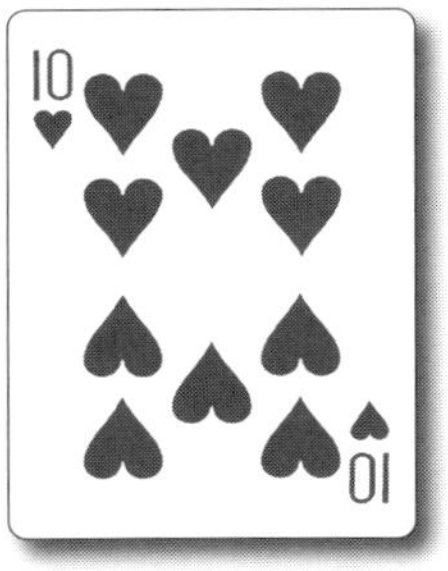

B
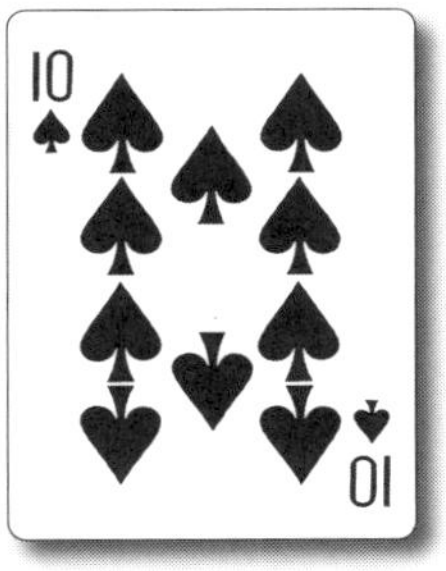

C
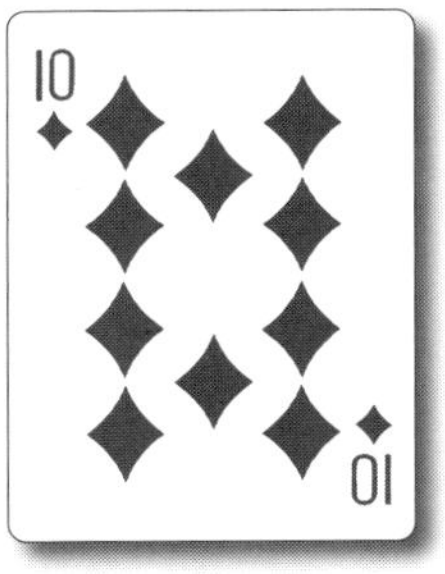

【問4】 ＿＿＿＿

A
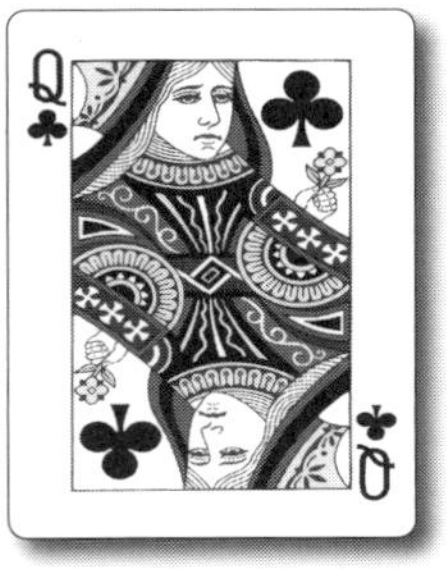

B
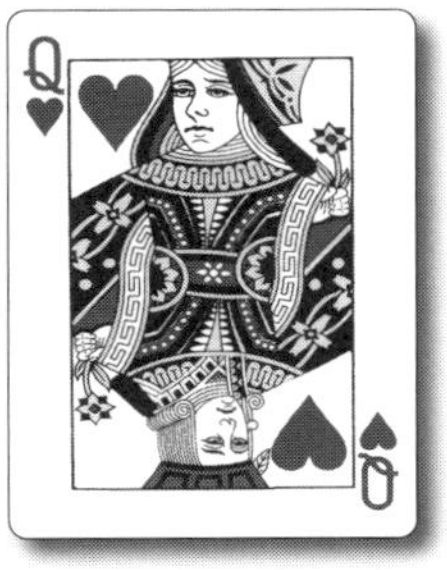

C
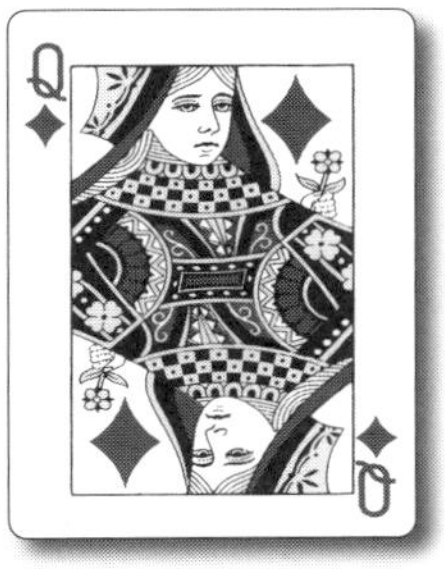

26

トランプ・パズル②

記憶力をテストします！

3枚ずつあるトランプ。1枚は図柄が正しくありません。どれでしょう？

【問1】 ＿＿＿＿

A
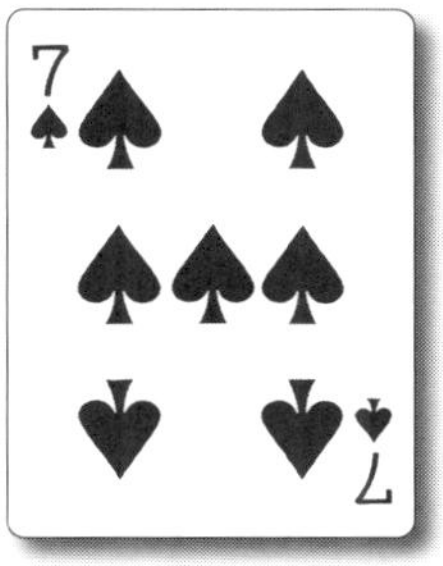

B
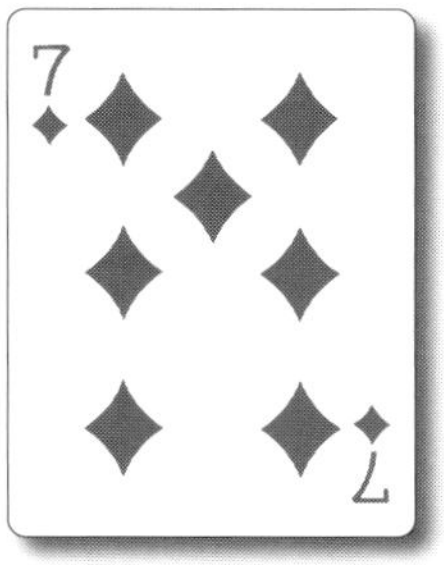

C
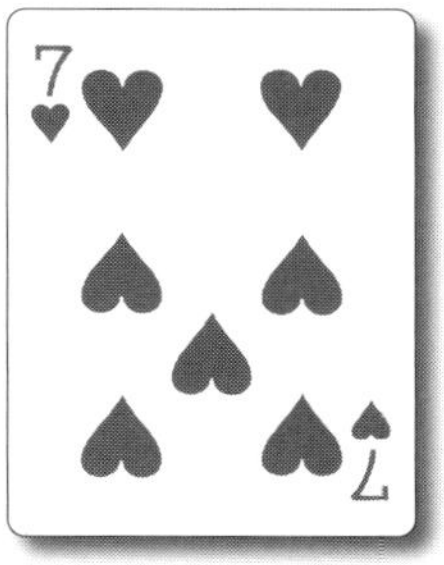

【問2】 ＿＿＿＿

A
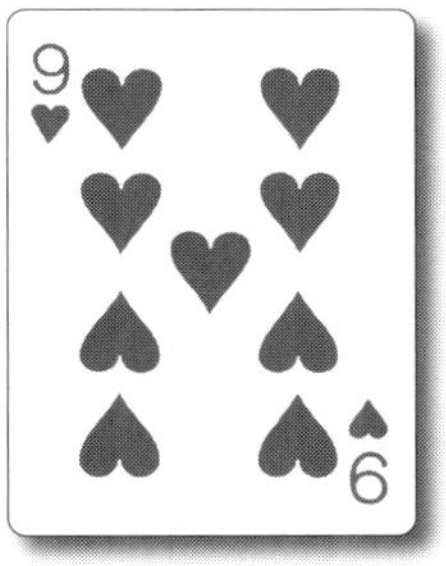

B
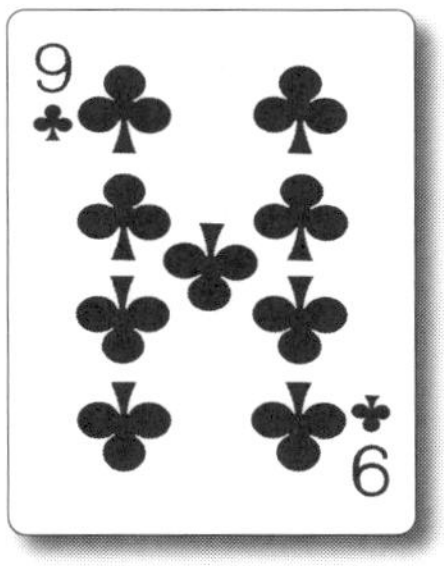

C
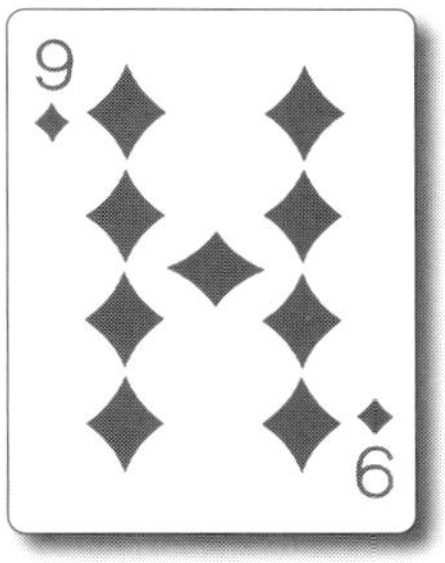

【問3】 ＿＿＿＿

A
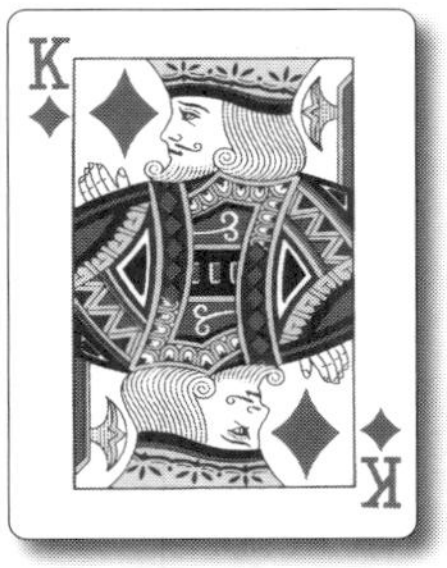

B
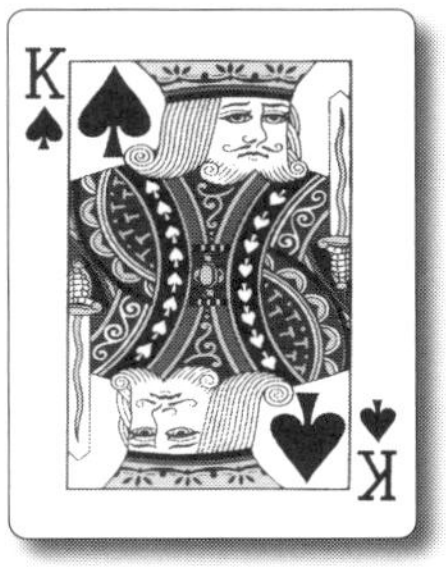

C
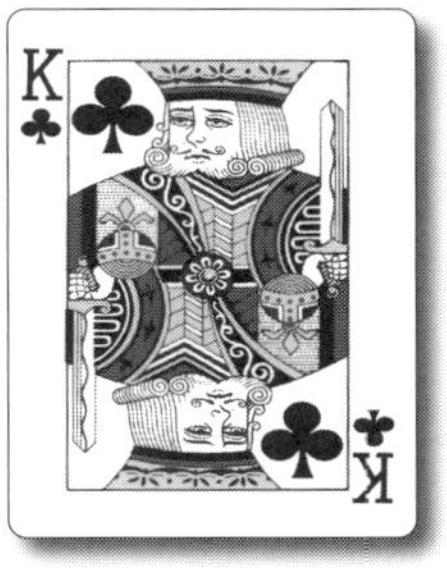

【問4】 ＿＿＿＿

A
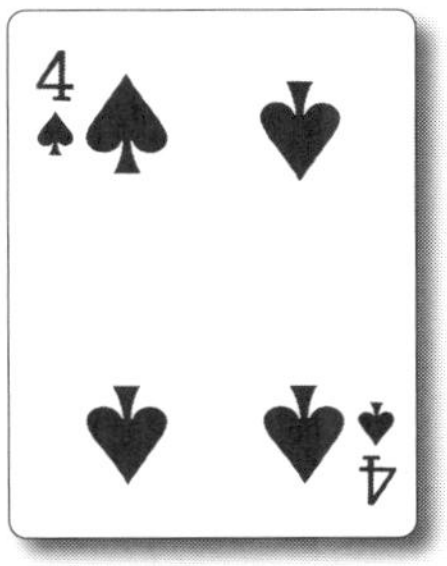

B
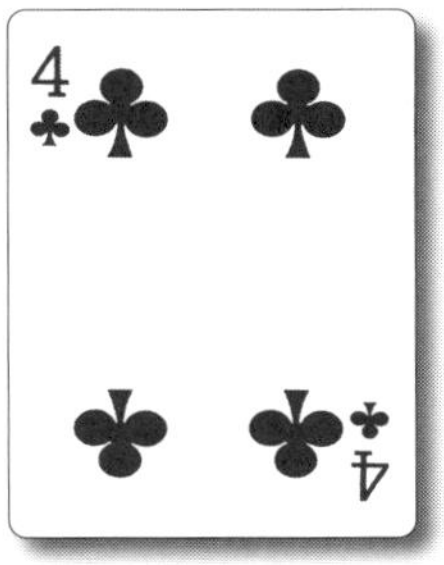

C
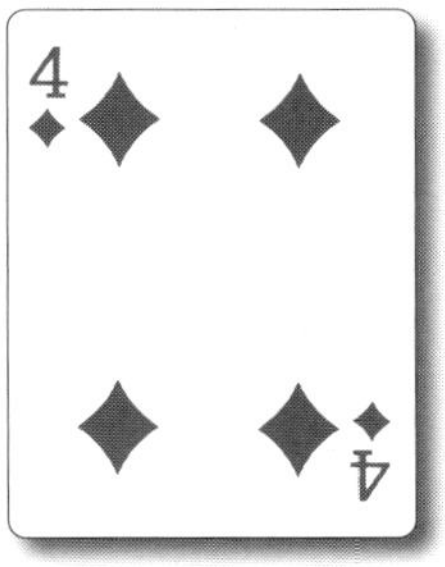

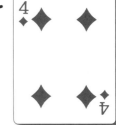

27

分数の勝ち抜き戦①

通分して分数の大きさを比較する

分数の勝ち抜き戦です。大きい数のほうが勝ちとなります。分母が違うので、このままでは比較できません。例を参考にして、勝ち上がり、最後に優勝するのは、どの分数か、あててください。

【例】どちらが大きいか通分しましょう

$\frac{4}{7}$ と $\frac{5}{9}$

↓　　↓

$\frac{4\times9}{7\times9}$ と $\frac{5\times7}{9\times7}$

↓　　↓

$\frac{36}{63}$ と $\frac{35}{63}$

$\frac{36}{63}$ のほうが大きい

↓よって

$\frac{4}{7}$ のほうが大きい。

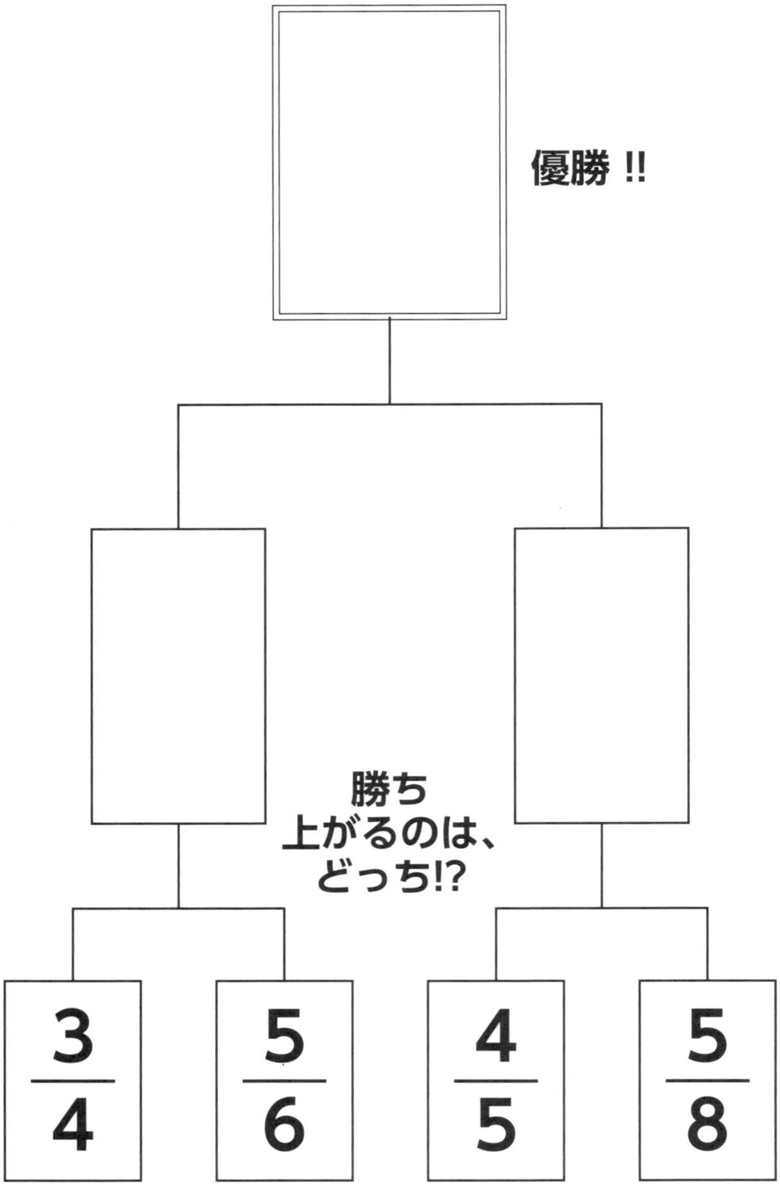

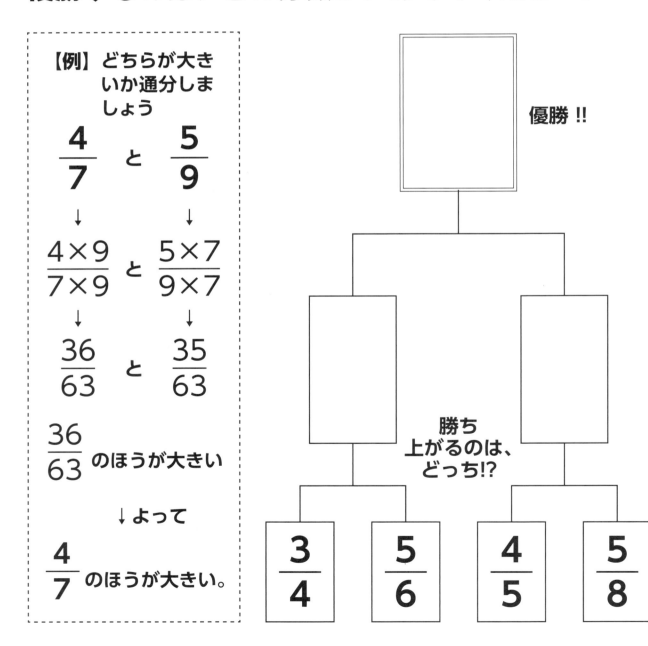

28

分数の勝ち抜き戦②

通分して分数の大きさを比較する

分数の勝ち抜き戦です。大きい数のほうが勝ちとなります。分母が違うので、このままでは比較できません。前頁の例を参考にして、勝ち上がり、最後に優勝するのは、どの分数か、あてててください。

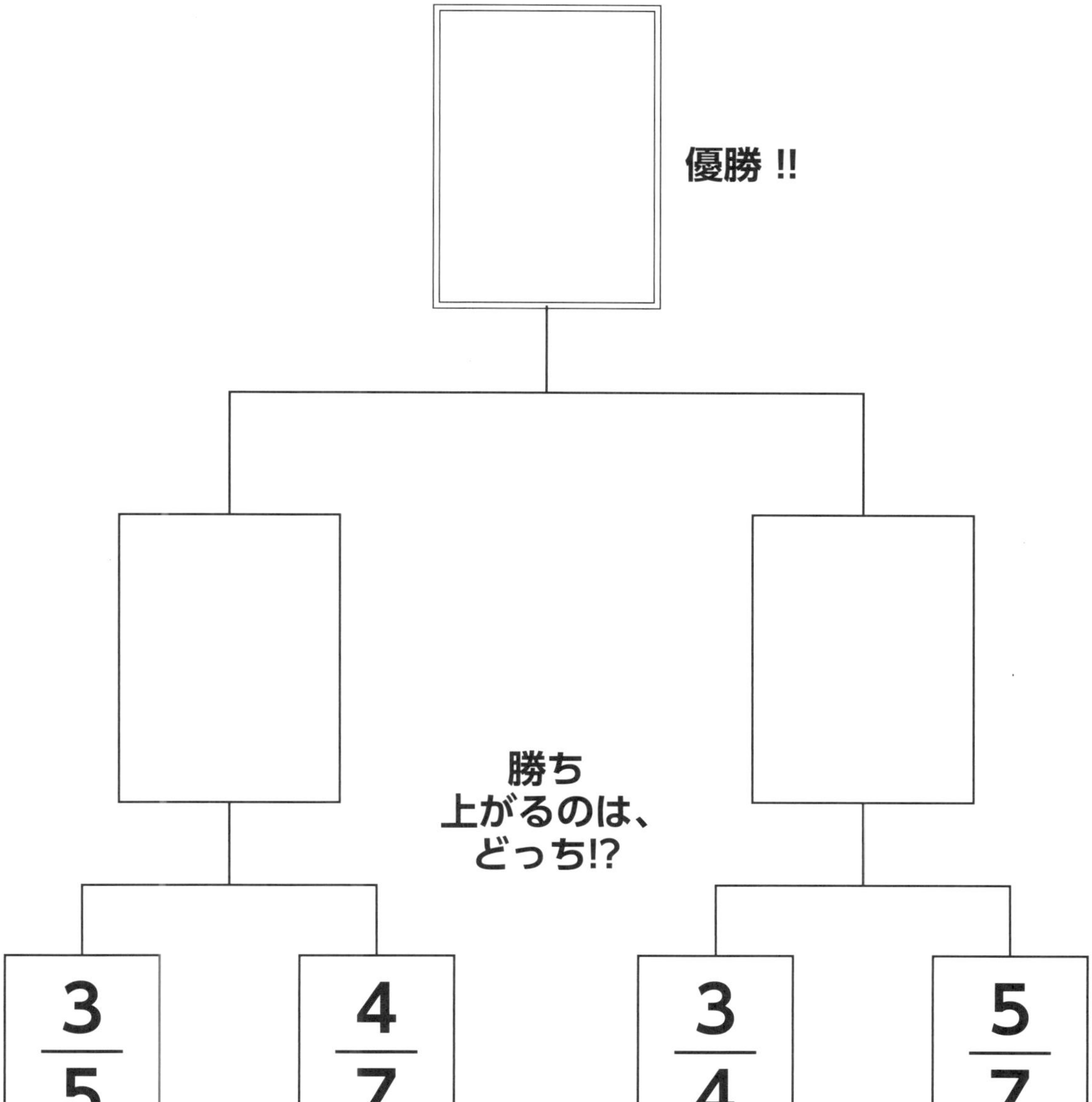

29

倍額貯金と定額貯金

夫と妻、貯金が貯まるのはどちら？

夫婦で1年間、おこづかいを貯金することにしました。夫は、１月は10円、２月は20円、３月は40円と、前の月の２倍の数を貯金します。妻は、毎月1500円ずつをします。さて、１年たつと、どちらの貯金が多いでしょうか？

答え

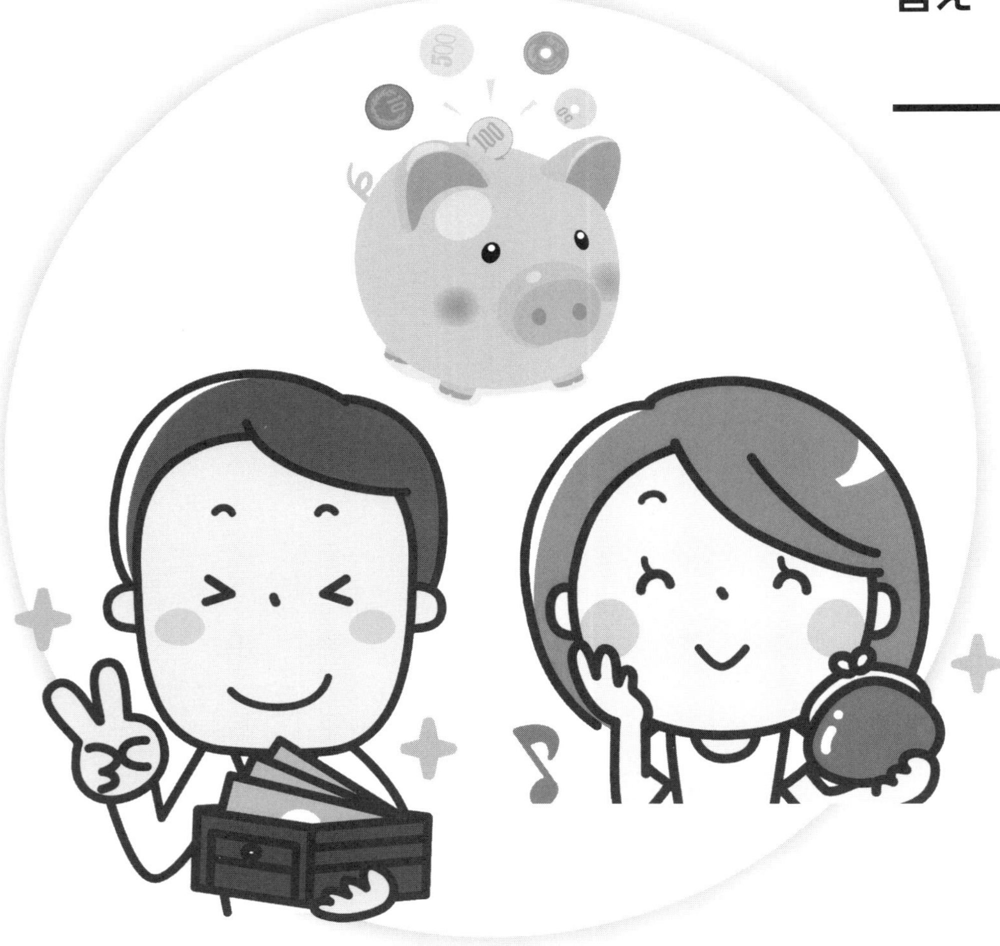

折り紙ドリル①

指先が思い出す記憶のトレーニング

Ⓐから㋔まで、手裏剣《しゅりけん》を折る順番に並べてみてください。

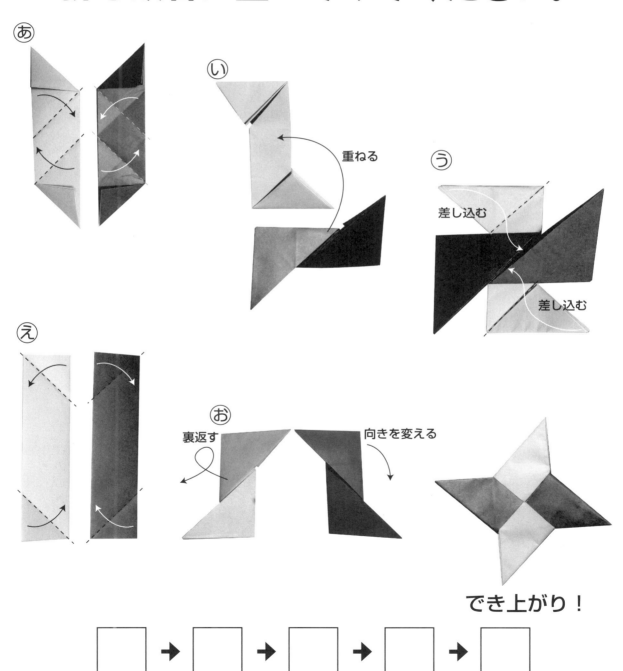

㋐

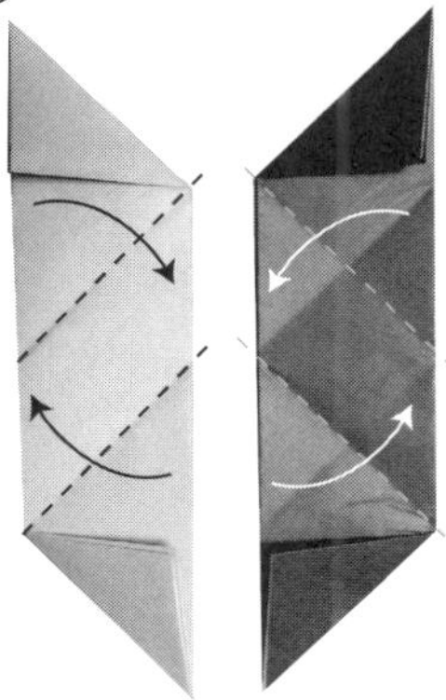

㋑

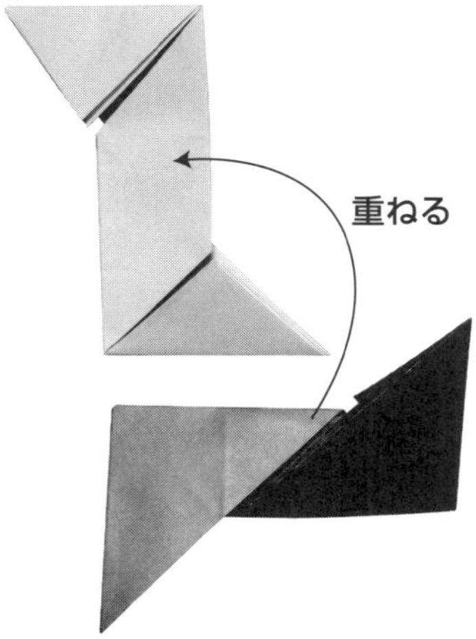

㋒

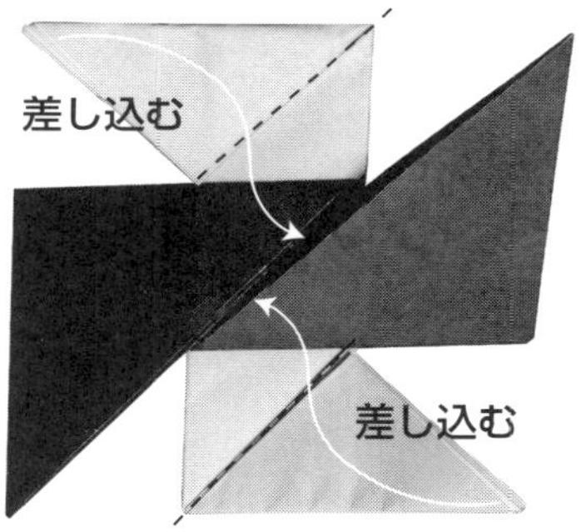

㋓

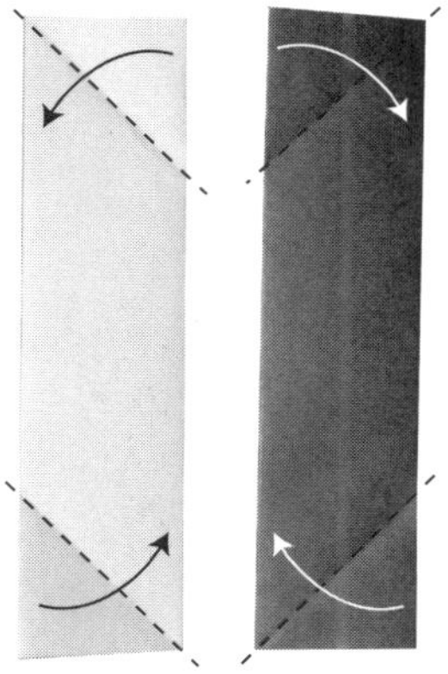

㋔

でき上がり！

□ → □ → □ → □ → □

折り紙ドリル②

指先が思い出す記憶のトレーニング

あからおまで、お相撲さんを折る順番に並べてみてください。

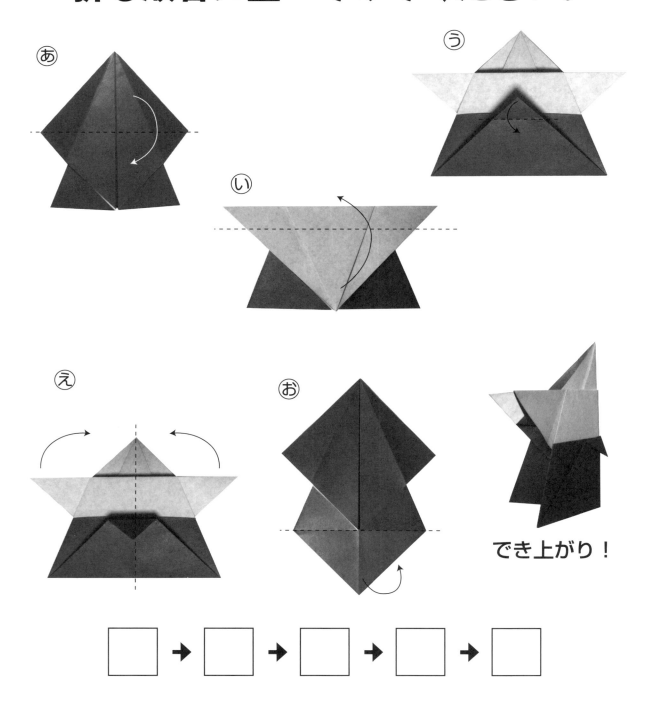

あ

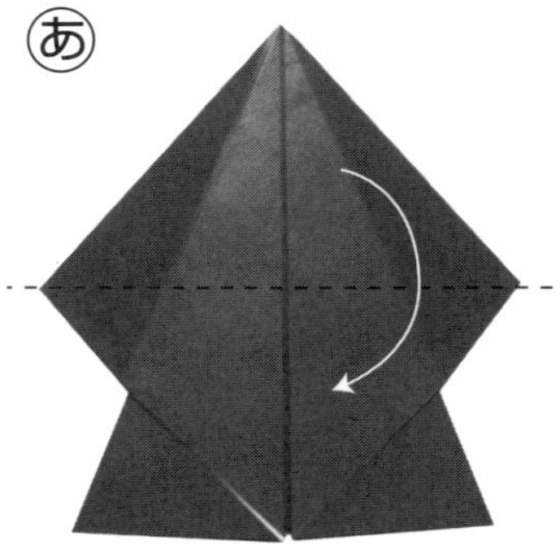

う

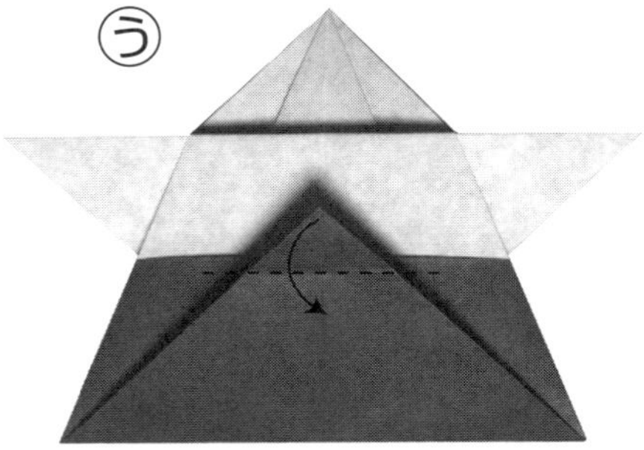

い

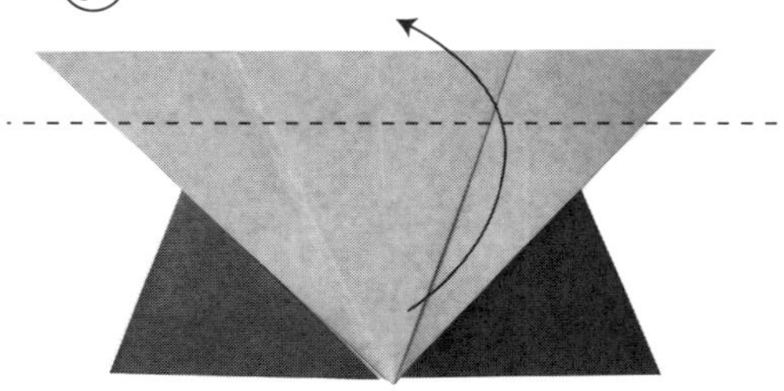

え

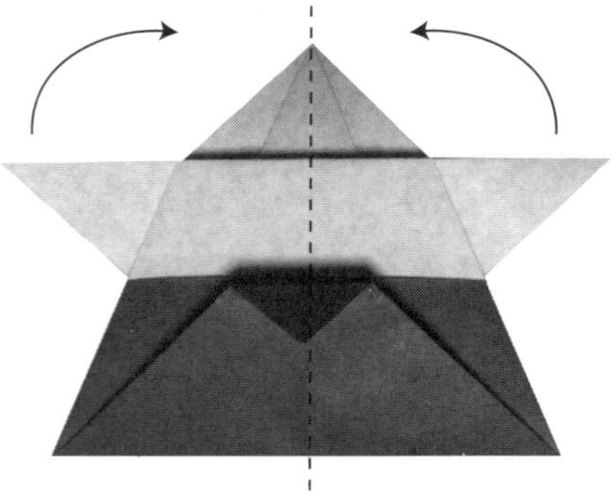

お

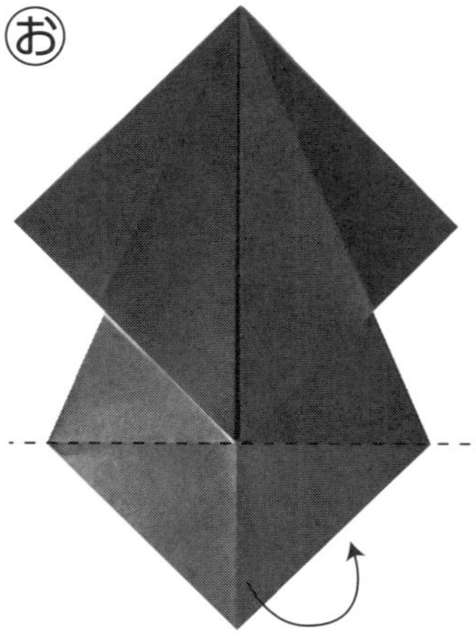

でき上がり！

□ → □ → □ → □ → □

32

「私」の借金、いくら？

借金の細かい計算

次の文章を読んで、「私」の借金はいくらか、当ててください。

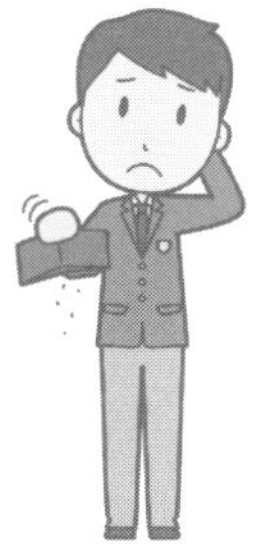

月末の一週間前に、金の工面をした。自営業の友人のAからは６万円借りて、支払いを済ませた。その日、競馬をやったら７万5000円儲かったので、母親に借りてた６万円のうち、半分の３万円を返した。夜、飲みに行って、8000円だったけど、財布に5000円しかなかったので、3000円ツケにした。ついでにタクシー代2000円も飲み屋で借りて、タクシーで家に帰った。ところが夜中、友人のＢから電話があり、「借りた金を返すよ」と言うので、彼の家に行った。５万7000円返してもらった。翌朝、自営業の友人Ａに３万円だけ返して、その夜は接待でバーに行った。勘定は3万で、先方が払ってくれたけど、帰りのタクシー代6000円は自分で払った。さて「私」の借金は、いくらでしょう？

答え ＿＿＿＿＿＿＿＿

33

サイコロの展開図を推理する

あなたの立体感覚を試す！

サイコロを分解すると、見本のような展開図になります。下の５つの展開図は、組み立てると、４つはきちんとサイコロになりますが、１つはサイコロになりません。どれでしょう？

【例】

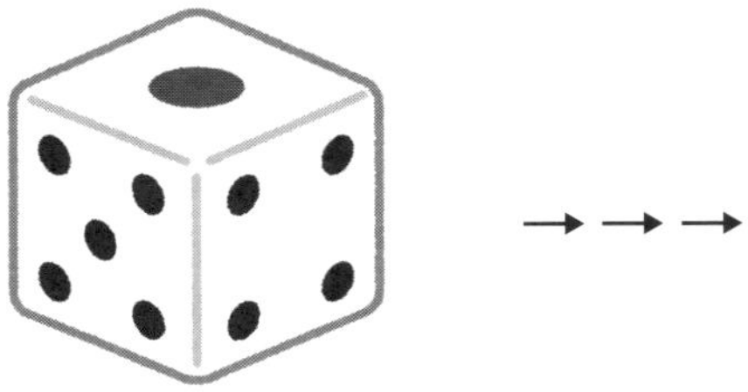

展開図

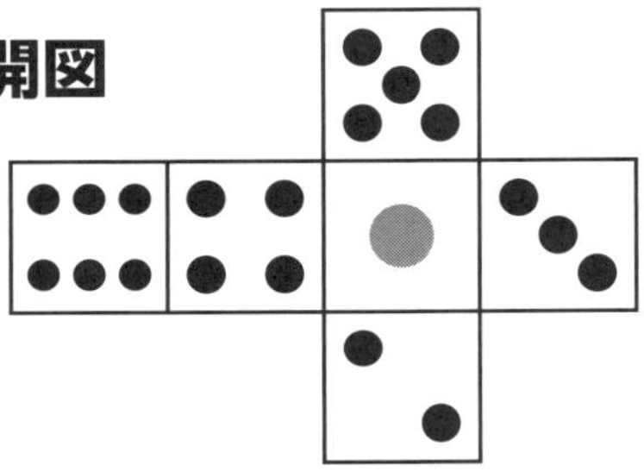

【1】

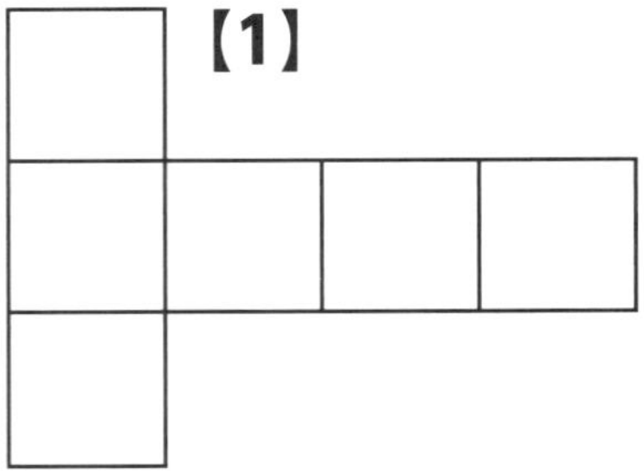

【2】

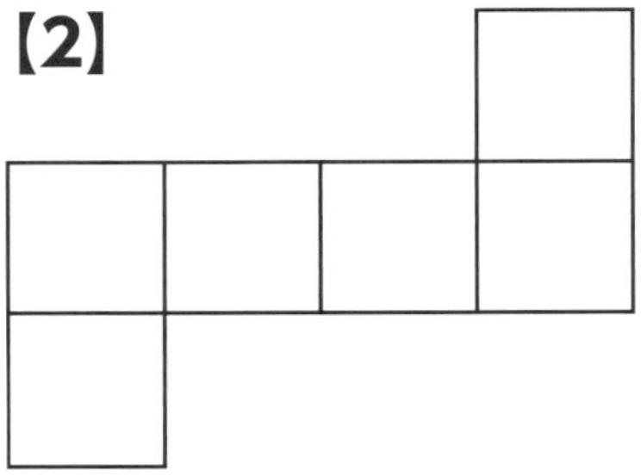

【3】

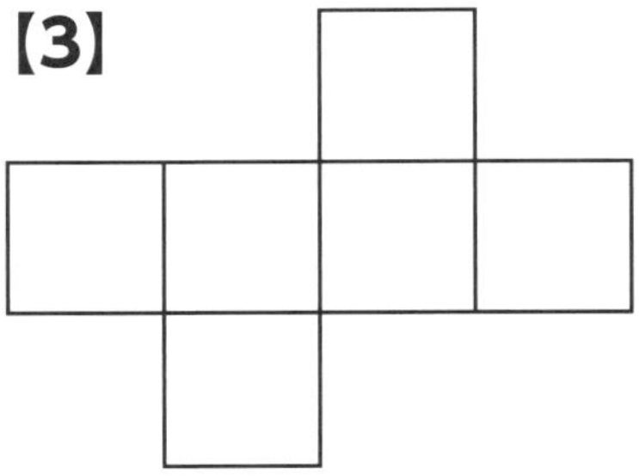

【4】

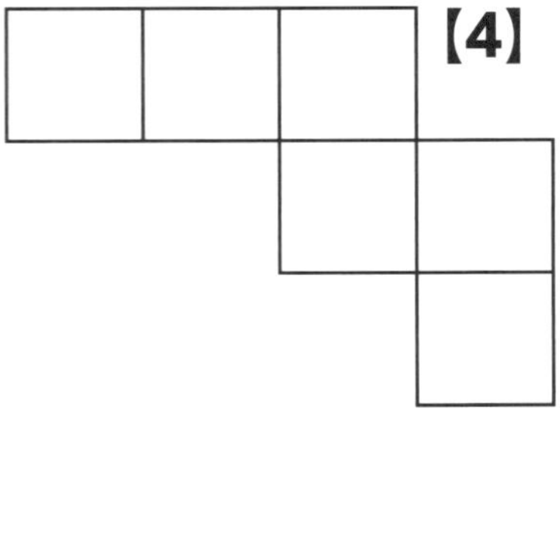

【5】

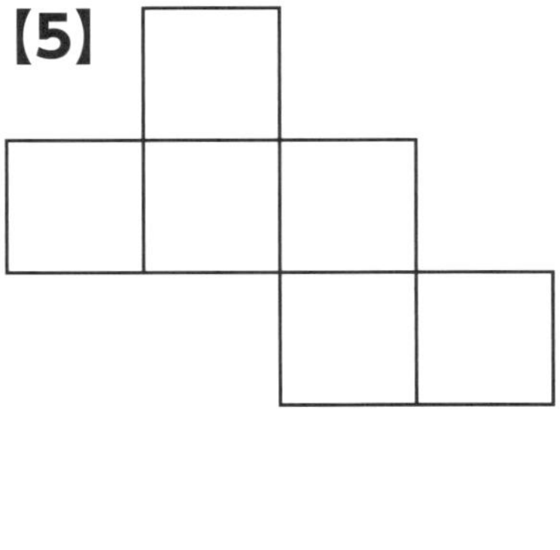

答え

ワンポイント
記憶力アップ

加齢でダウンするのは「思い出す力」加齢に関係なく、アップできるのは「覚える力」

場所細胞を活用すると、記憶力は楽にアップする

「場所細胞」という言葉をごぞんじでしょうか。

場所細胞とは、場所を記憶する力に秀でた細胞のことで、私たちの脳の神経細胞の一種です。

動物は、自分の住処《すみか》とエサのある場所を覚えられないと、生き残ることができません。そのため、場所を覚える記憶は、とても高度で強靭《きょうじん》なのです。そして、私たちの場所細胞も同じく強靭なのです。

そのため、何かを覚える時、場所とリンクさせると覚えやすくなります。

たとえば、あなたの自宅から駅までの道のりに、保育園、郵便局、本屋、立ち食いそば屋の順番であるとしましょう。この順番を記憶しているのが強靭な場所細胞で、何かを覚える時、この順番でこじつけて覚えると、覚えやすいのです。

今夜のおかずに、スーパーでネギ、そうめん、豆腐、小松菜を買わなくてはいけないとします。覚えられない時は、たとえば、

保育園の庭にネギが栽培されていて、郵便局でそうめんを郵送して、本屋で豆腐の本を買い、立ち食いそば屋で小松菜入りそばを食べると覚えると、とても覚えやすいのです。

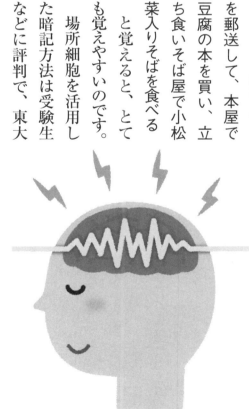

場所細胞を活用した暗記方法は受験生などに評判で、東大生の合格体験記にも、よく出てきます。興味のある方は、ぜひ試してみてください。

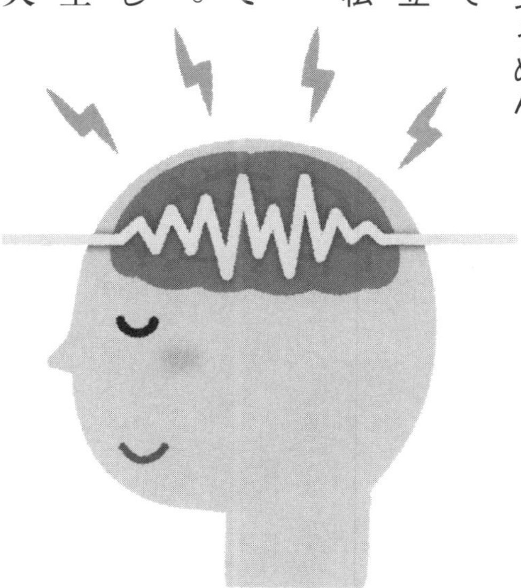

34

論理パズル①

論理で推理する「脳力」全開ドリル

３人の女性が、A、B、C の家にそれぞれ住んでいます。次の会話を参考にして、誰がどの家に住んでいるか、推理してみましょう。

ヨネさん

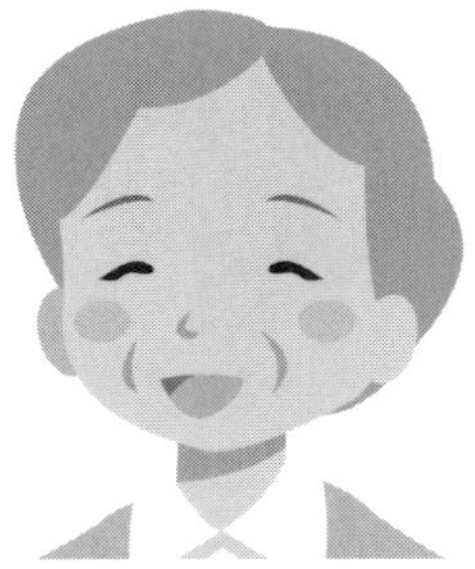

ハツさん

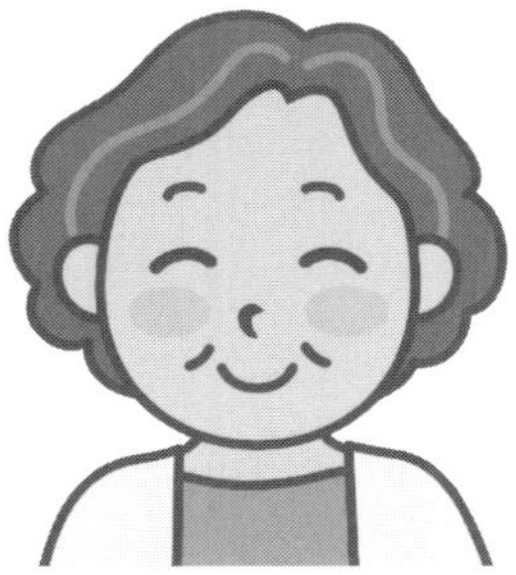

アサさん

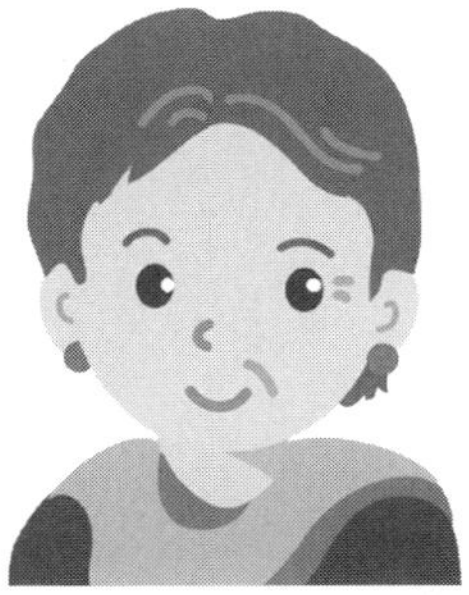

ヨネさん「アサさんは、私の隣じゃないよ」
アサさん「うちは、ハツさんの家よりも、駐車場が近いよ」
トメさん「ヨネさんは、うちの隣に住んでますよ」

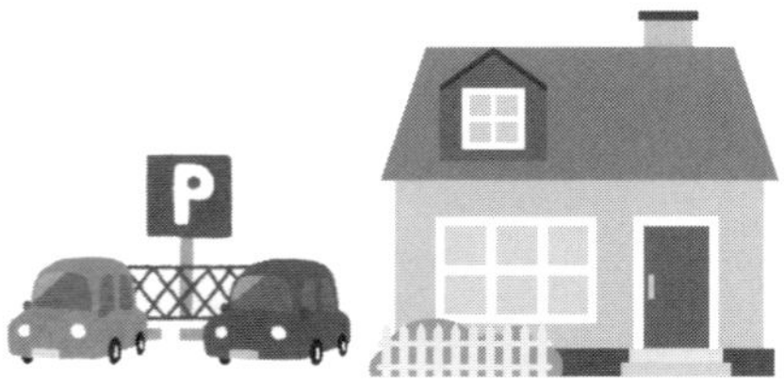

Aの家

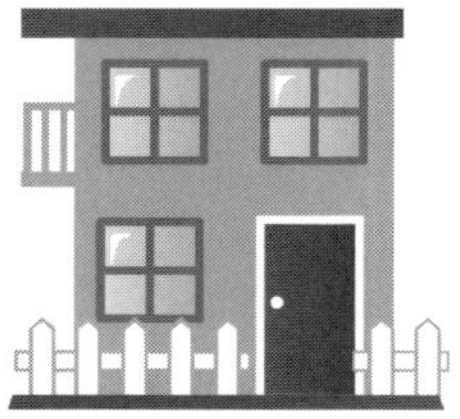

Bの家

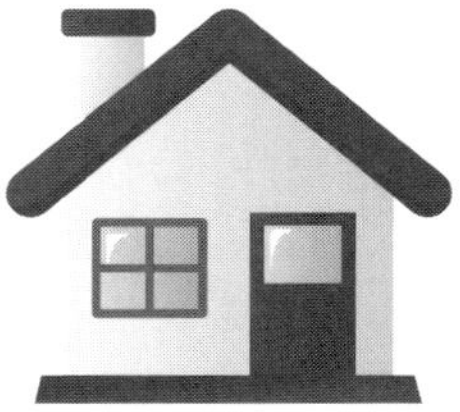

Cの家

__________　__________　__________

35

論理パズル②

論理で推理する「脳力」全開ドリル

３人の男性は、それぞれ歳が違います。また、大好物の甘いものも、それぞれ違います。次の文章を読んで、３人のそれぞれの年齢、好物を推理してください。

富太郎《とみたろう》さん

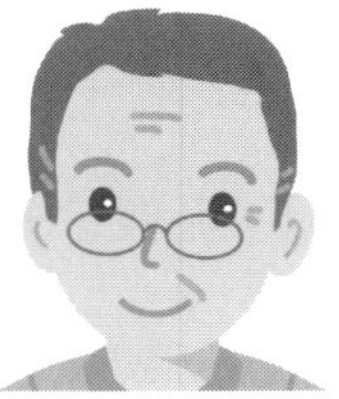

権蔵《ごんぞう》さん

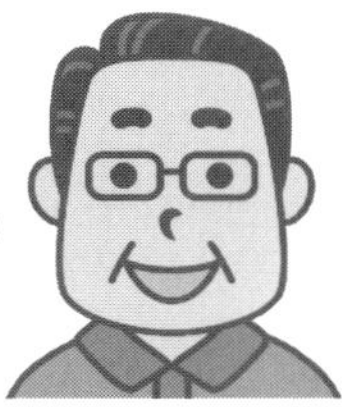

弥助《やすけ》さん

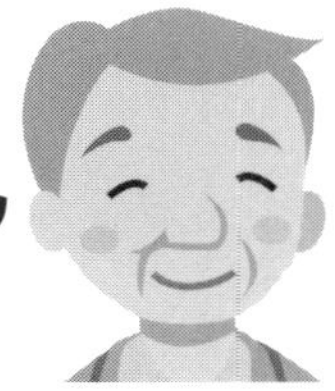

「どら焼きの大好きな権蔵さんは、弥助さんより5歳年上だよ」
「60歳の彼は、ようかんが大好きだよ」
「富太郎さんは、甘いものに目がないけど、ようかんは大嫌いだよ」

55歳　60歳　65歳

アイスクリーム

ようかん

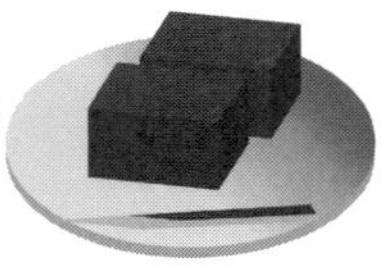

どら焼き

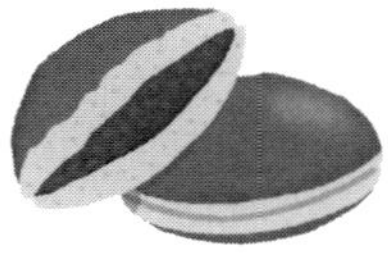

答え

	年齢	好物の甘いもの
権蔵	＿＿＿＿	＿＿＿＿
弥助	＿＿＿＿	＿＿＿＿
富太郎	＿＿＿＿	＿＿＿＿

36

切手の絵を見て観光地を当てる

「観光地百選シリーズ」

９つの切手は、どれも昭和20年代には有名な観光地。どの切手が、どこの観光地か、絵をよーく見て、選択肢の中から選んでください。

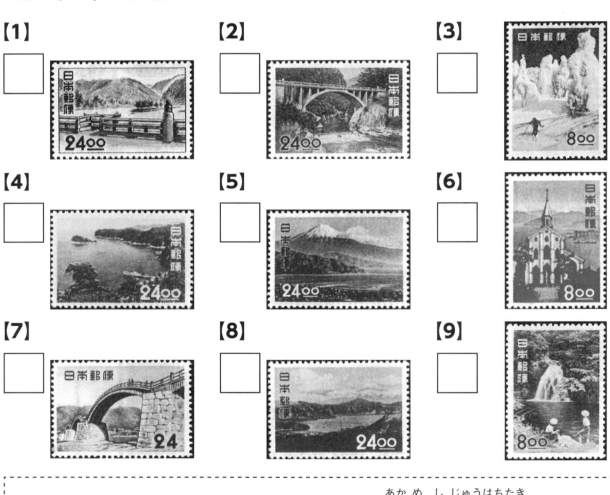

【1】

【2】

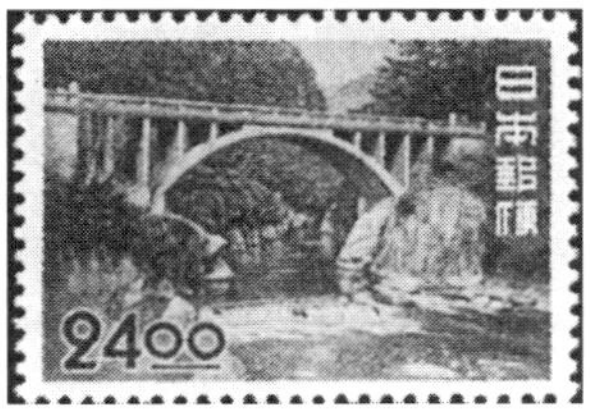

【3】

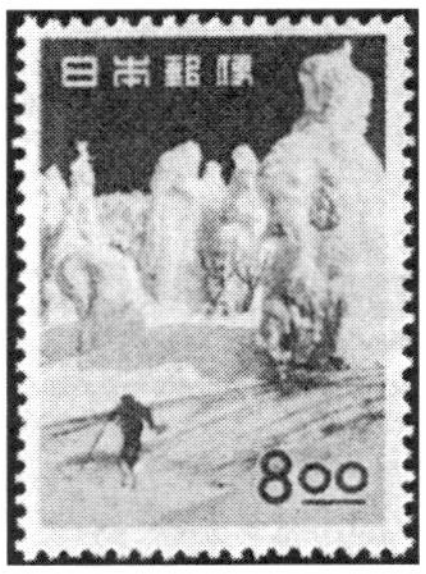

【4】

【5】

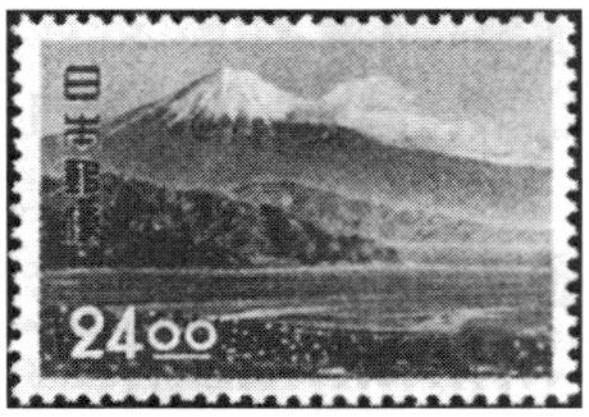

【6】

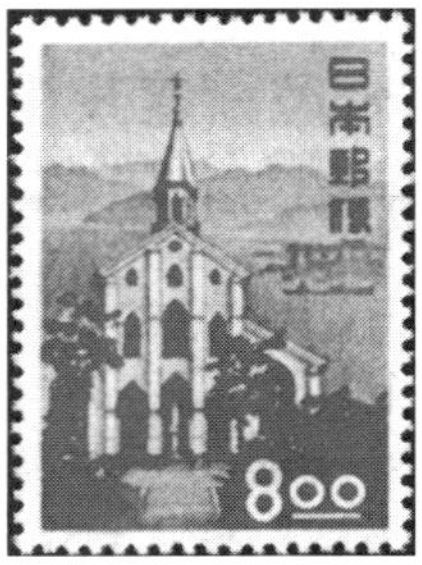

【7】

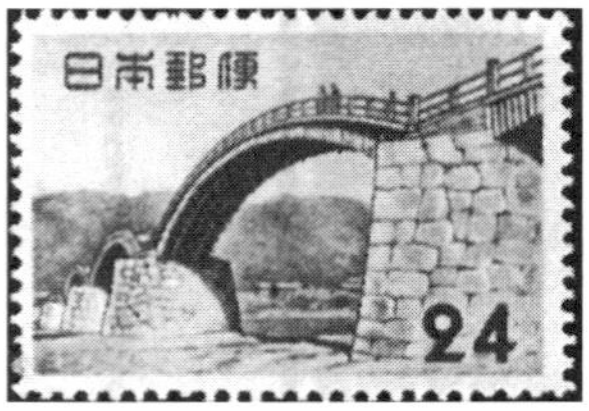

【8】

【9】

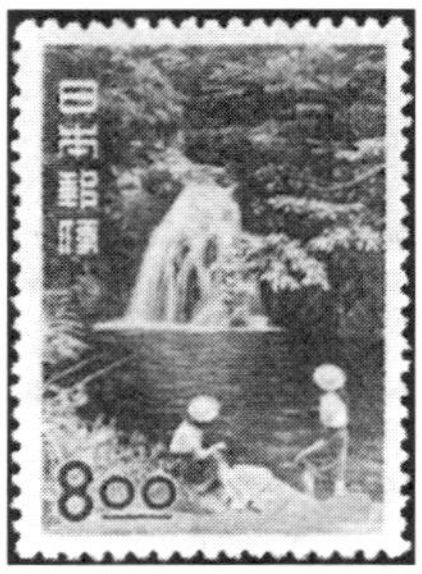

①蔵王山　②日本平　③箱根温泉　④赤目四十八滝《あかめしじゅうはちたき》
⑤和歌浦《わかのうら》・友ヶ島《ともがしま》　⑥宇治川　⑦長崎　⑧昇仙峡《しょうせんきょう》　⑨錦帯橋《きんたいきょう》

※日本郵便㈱

パート３　頭頂葉を若々しく！

脳の「頭頂葉《とうちょうよう》」をイキイキさせるドリル

発想力がアップする！
このドリルにチャレンジすると、
現実の生活、趣味の芸術、両方に
個性を発揮できる！

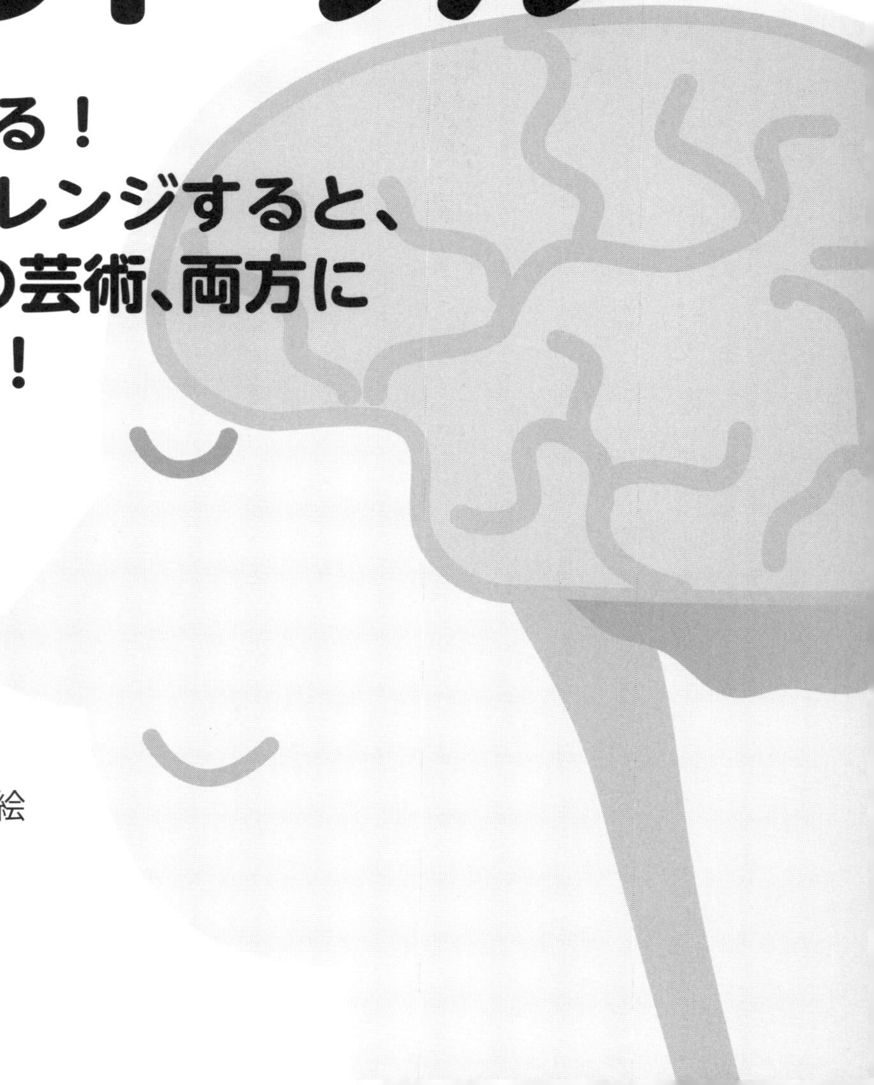

- 日本の季節と俳句・傑作選
- 社会科の考え方・復習ドリル
- 預金額の平均を出すドリル
- 不思議な計算
- 同じ漢字の意味の違いドリル
- 大人のぬり絵
- 「なつかしい昭和の風景」のぬり絵
- マンダラぬり絵

答えは 105-106 ページ参照

37

日本の季節と俳句・傑作選①

春・夏・秋・冬の名句

季節感たっぷりの名句です。左の選択肢からあてはまる言葉を選んで、空欄に入れてみましょう。

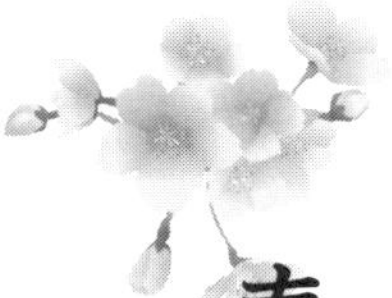

春

［　　　］

餅《もち》に糞《ふん》する
縁《えん》の先

松《まつ》尾《お》芭《ば》蕉《しょう》

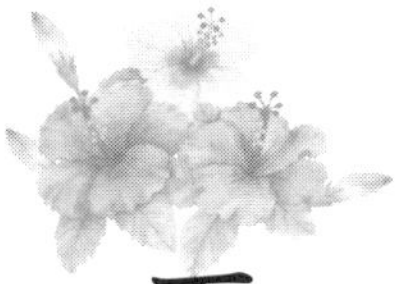

夏

［　　　］

あまさうな
ひとはねむそうな

室《む》生《ろう》犀《さい》星《せい》

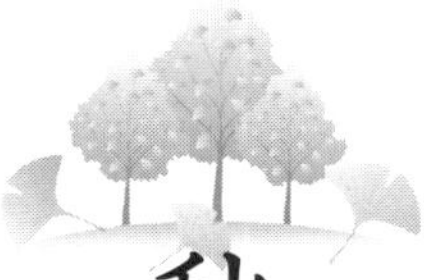

秋

［　　　］

寝ん寝んころり
ころりかな

小《こ》林《ばやし》一《いっ》茶《さ》

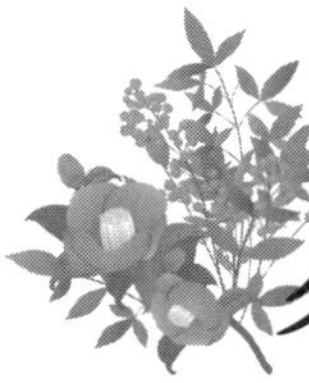

冬

［　　　］

大口《おおぐち》あいて
笑ふ哉《かな》

寺《てら》田《だ》寅《とら》彦《ひこ》

この中から選びましょう

・鶯《うぐいす》や
・鮟鱇《あんこう》の
・あんず
・団栗《どんぐり》の

日本の季節と俳句・傑作選②

春・夏・秋・冬の名句

季節感たっぷりの名句です。左の選択肢からあてはまる言葉を選んで、空欄に入れてみましょう。

春

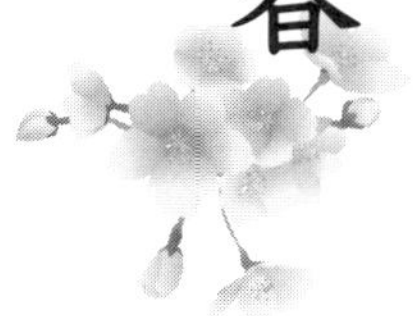

一匹の［　　］もてなさん
高浜《たかはま》虚子《きょし》

夏

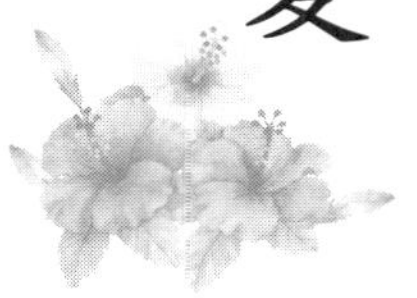

［　　］藪《やぶ》を小庭《こにわ》の　別座敷《べつざしき》
松尾芭蕉

秋

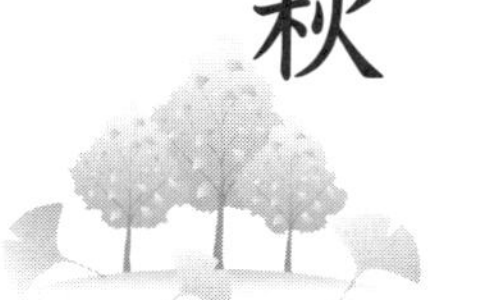

［　　］死ねとて敲《たた》く　柱かな
小林一茶

冬

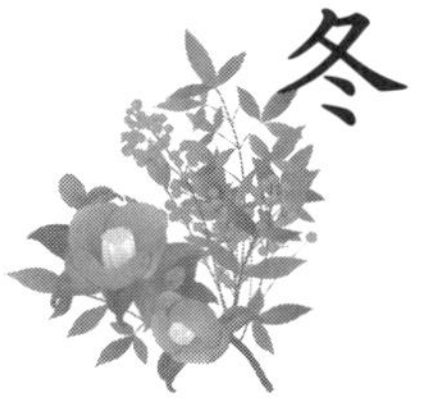

塵《ちり》の世に　清きものあり［　　］
寺田寅彦

この中から選びましょう

・木つきの　・鰆《さわら》を以《もっ》て
・白菜《はくさい》哉《かな》　・紫陽花《あじさい》や

39

日本の季節と俳句・傑作選③

春・夏・秋・冬の名句

季節感たっぷりの名句です。左の選択肢からあてはまる言葉を選んで、空欄に入れてみましょう。

春

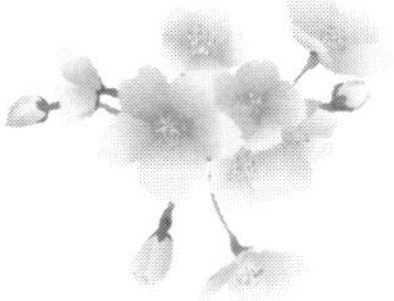

やどかりに　我身《わがみ》の上を　＿＿＿＿

正岡子規《まさおかしき》

夏

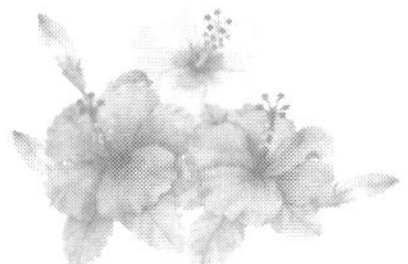

包丁で　鰻《うなぎ》よりつつ　＿＿＿＿

小林一茶

秋

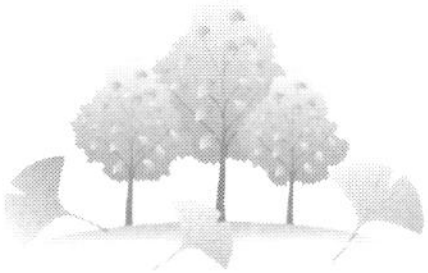

松茸《まつたけ》や　知らぬ木の葉の　＿＿＿＿

松尾芭蕉

冬

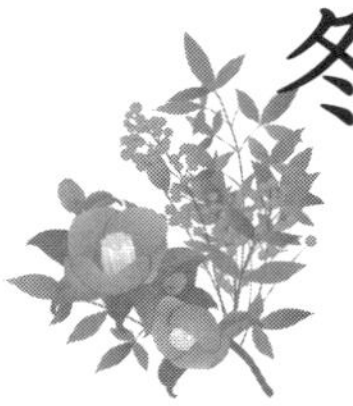

金柑《きんかん》は　葉越《はご》しにたかし　＿＿＿＿

芥川龍之介

この中から選びましょう

・今朝《けさ》の霜《しも》　・へばりつく

・夕すずみ　・語らばや

40

日本の季節と俳句・傑作選④

春・夏・秋・冬の名句

季節感たっぷりの名句です。左の選択肢からあてはまる言葉を選んで、空欄に入れてみましょう。

春

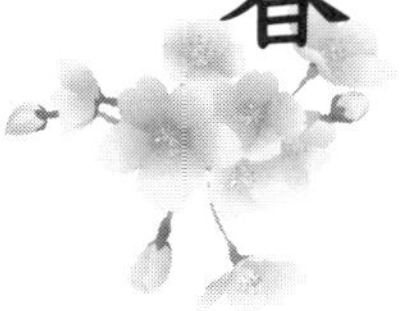

飯蛸《いいだこ》の　一《ひと》かたまりや　［　　］

夏目漱石《なつめそうせき》

夏

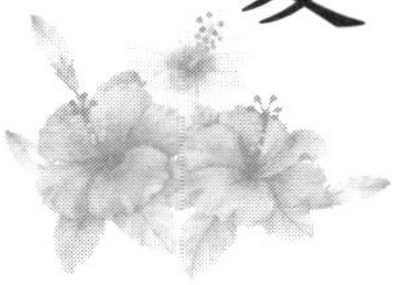

蟹《かに》の目の　巌間《いわま》に窪《くぼ》む　［　　］

泉鏡花《いずみきょうか》

秋

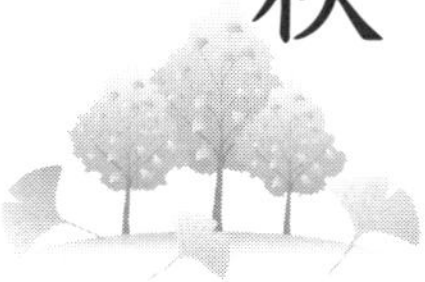

鮭《さけ》に酒　換《か》へてうき世を　［　　］

与謝蕪村《よさぶそん》

冬

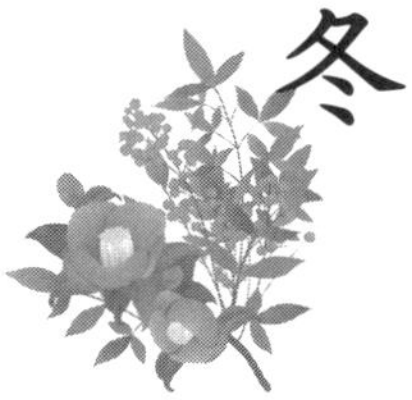

何もかも　知ってをるなり　［　　］

富安風生《とみやすふうせい》

この中から選びましょう

・極暑かな　・えぞしらぬ

・竈猫《かまどねこ》　・皿《さら》の藍《あい》

頭頂葉／発想力アップ

41

社会科の考え方・復習ドリル

自動車工場の工程を類推する

次は、自動車工場で、自動車ができるまでの工程をあらわしたものです。選択肢から言葉を選んで、空欄に入れてください。

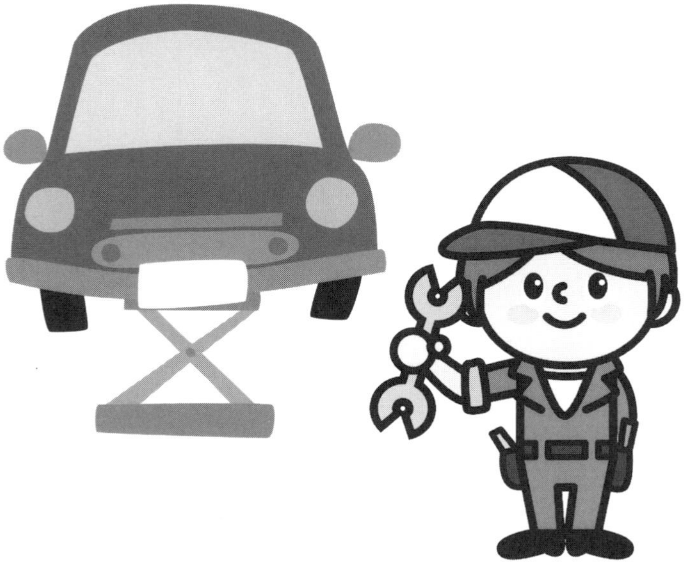

1 [　　　　]

↓

2 [　　　　]

↓

3 [　　　　]

↓

4 [　　　　]

↓

5 [　　　　]

↓

完成

選択肢 ……………………………

- 検査
- 塗装（色を塗る）
- 溶接（つなぎ合わせる）
- プレス（部品をつくる）
- 組み立て

42

預金額の平均を出すドリル

平均と単位量を試す算数

太郎さん、次郎さん、三郎さん、３人の兄弟がいます。それぞれいくつもの銀行にお金を預けています。１つの銀行あたりに一番多くお金を預けているのは、誰でしょう？

	銀行の数 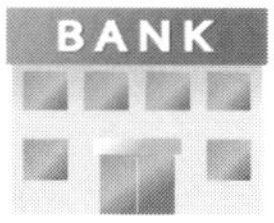	貯金の総額 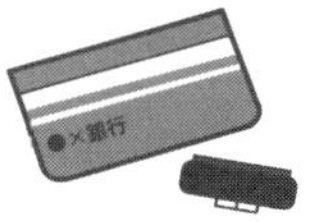
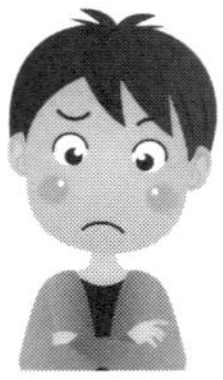 太郎	7	1148万円
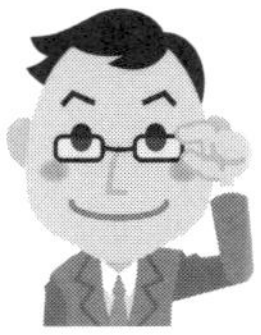 次郎	8	1248万円
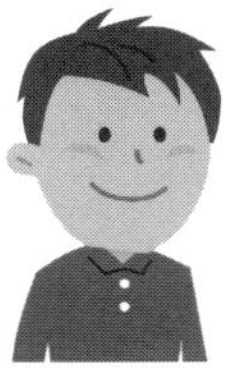 三郎	10	1590万円

さん

43

不思議な計算①

答えがすべて100になる、１から９まできれいに並んだ数式

答えが100になるように、空欄に「＋」か「－」を入れて、数式を完成させてください。

【問１】

$$1 + 23 - 4 + 56 + 7 + 8 \square 9 = 100$$

【問２】

$$123 - 4 - 5 - 6 - 7 + 8 \square 9 = 100$$

【問３】

$$123 - 45 \square 67 + 89 = 100$$

【問４】

$$1 + 234 \times 5 \div 6 - 7 \square 89 = 100$$

【問５】

$$12 \div 3 + 4 \times 5 \times 6 \times 7 \div 8 \square 9 = 100$$

※解き方のコツ：わり算、かけ算を先にやりましょう。

不思議な計算②

数字ピラミッドの謎をとく！

左辺は1から9まで、右辺は8を使った数式です。2か所の■に「＋」か「×」を入れて、数字のピラミッドを完成させましょう！

0×9＋8＝8

9 A 9＋7＝88

98×9 B 6＝888

987×9＋5＝8888

9876×9＋4＝88888

98765×9＋3＝888888

987654×9＋2＝8888888

9876543×9＋1＝88888888

A ＿＿＿＿　B ＿＿＿＿

45

不思議な計算③

数字ピラミッドの謎をとく！

左辺と右辺で、数字の並びに特徴のある、不思議な数式です。３か所の■に、それぞれ数字を１つ入れて、数式を完成させましょう！

１×A＝１

１１×１１＝１２１

１１１×１１１＝１２B２１

１１１１×１１C１＝１２３４３２１

A＿＿＿＿　B＿＿＿＿　C＿＿＿＿

不思議な計算④

数字の並びにまどわされない！

不思議な計算問題が４つあります。あなたは何問、正解できますか!?

【問 1】どっちが大きい？

①「6 ＋ 7 ＋ 8 ＋ 9 ＋10＋11」

②「8 ＋ 9 ＋10＋11＋12」

【問 2】３か所の□には、同じ数字が入ります。何かな？

1 ＋ 1 × □ ＋ 2 × □ ＋ 3 × □ ＝37

【問 3】□に入る数字は何？

1 ＋ 4 ＋ 9 ＋ □ ＋ 9 ＋ 4 ＋ 1 ＝44

【問 4】次の３つの数式で、答えの違うものはどれ？

①1 ＋ 3 ＋ 6 ＋10＝

②2 ＋ 4 ＋ 5 ＋ 8 ＝

③5 × 2 × 2 ＝

47

同じ漢字の意味の違いドリル

使い方、読み方で変わってくる漢字

問１から問３まで、それぞれ２つの文章があります。この２つの文章の空欄には、同じ言葉が入ります（読みは違います）。下の選択肢から選んでみましょう。

【問１】
・疲れているようなので、休憩《きゅうけい》を［　　　］とりなさい
・ここでとめて、［　　　］休憩にします

【問２】
・理科の科目の中では［　　　］が得意です
・夏場は［　　　］に気をつけよう

【問３】
・このマンションは、昼間は［　　　］がありません
・このマンションは古くて市場では［　　　］がないようです

選択肢
生物　　人気　　十分

ぬり絵　集中力がよみがえる！

脳をイキイキ させるぬり絵

自分流にぬり絵を楽しみましょう

- 大人のぬり絵
- 「なつかしい昭和の風景」のぬり絵
- マンダラぬり絵

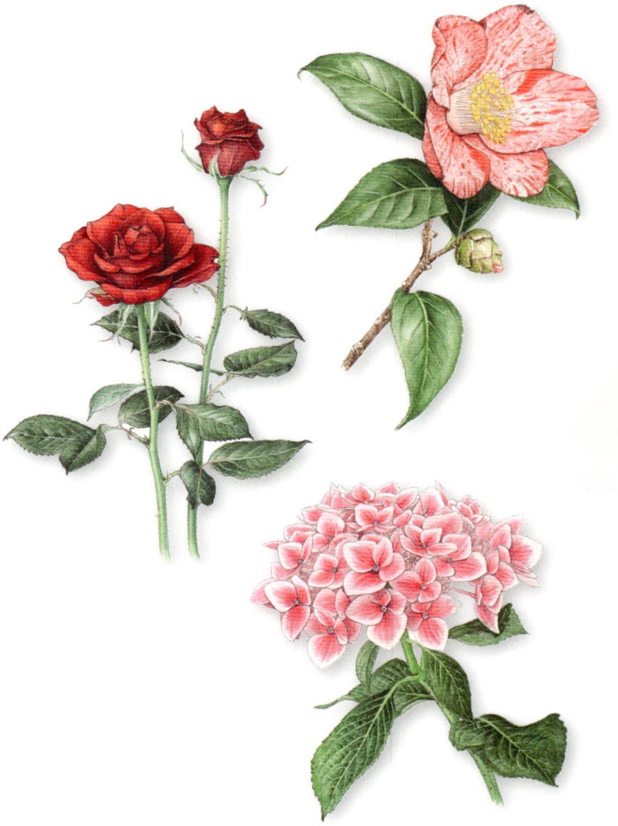

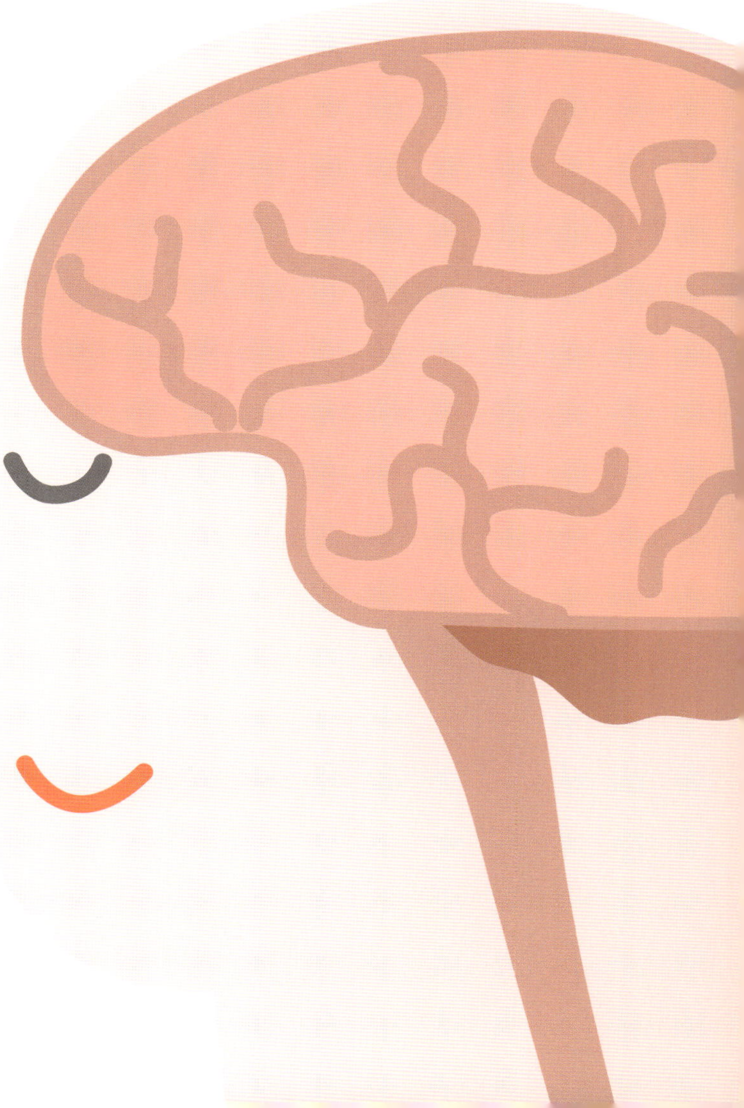

大人のぬり絵
「なつかしい昭和の風景」のぬり絵
マンダラぬり絵

大人のぬり絵

ぬり絵は、頭の活性化に役立つと、近年、特に注目されています。

また、介護の現場などでも、その効果から年々利用が高まっているそうです。

本書のぬり絵は、脳をイキイキとさせるべく、日本古来の美しい植物画を中心とした「大人のぬり絵」と「なつかしい昭和の風景」のぬり絵、心をリラックスさせ、癒《いや》し効果のある「マンダラぬり絵」の3種類で構成されています。

「大人のぬり絵」は、植物画の第一人者である西本眞理子氏の作品を4点掲載してあります。

モチーフは、春の到来を感じさせる、季節感あふれる花の画を選びました。西本氏の原画を参考にして、読者のお一人おひとりの、好みの色合いで、自由にぬってください。

ぬり絵のもととなる「下絵」(色のついていない画)も、西本氏が描かれたもので、細部までぬり絵が楽しめるよう工夫がされています。ただし、原画と違う色を使っていただいても、かまいません。

色をぬるさいの道具は、色鉛筆、クレヨン、水彩絵の具、なんでもかまいません。また何度かぬってみたいと思われる方は、あらかじめ下絵をコピーしておくと、何度でもぬれますので便利です。

「なつかしい昭和の風景」のぬり絵

また、花のぬり絵のほかに、昭和の時代を感じさせる「な

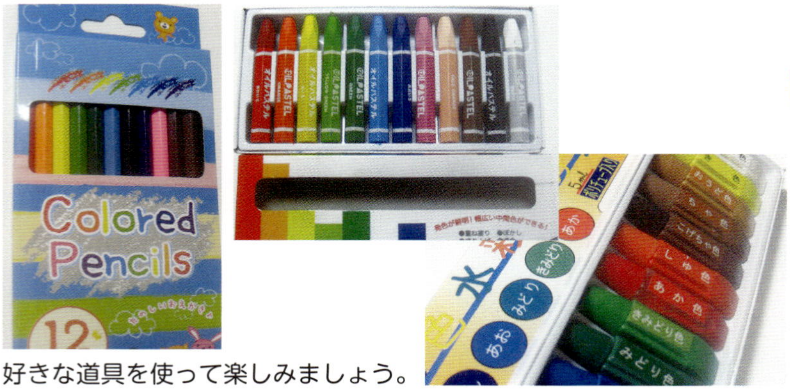

好きな道具を使って楽しみましょう。

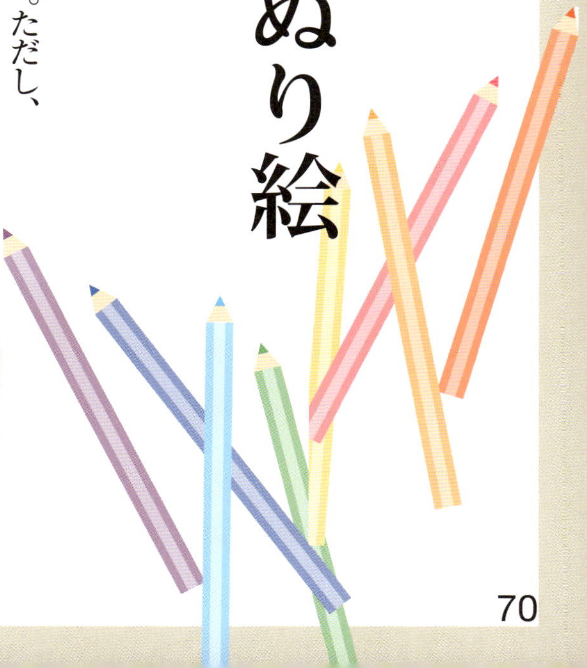

つかしい昭和の風景」のぬり絵も、1点掲載しています。
　なつかしい時代のことを思い出すと、それがきっかけとなって記憶がよみがえる効果が期待されます。そこで本書では、昭和の時代の代表的な絵柄をぬり絵にしました。

マンダラぬり絵

「マンダラぬり絵」は、3点あります。
　なにも考えず、心をリラックスさせ、心身ともに解放されるような効果のある「マンダラぬり絵」は、どなたでも活用できる、脳をイキイキさせるツールです。
　本書では、『心を癒す　マンダラぬり絵　リラックス・セラピー』（鈴木智子氏監修／弊社発行）より、3点を選びました。

　好みの色、描きやすい画具を使って、心の向くままぬってみてください。きっと心の落ち着く瞬間が訪れるはずです。
「マンダラぬり絵」の場合も、使用する画具は、指定はありません。色鉛筆、クレヨン、水彩絵の具、どれでも、使いやすい、描きやすいものを選んで描いてみてください。
　また色も、市販の画材は12色、16色、24色などいろいろですが、10色ぐらいでもかまいません。あらたに用意するのであれば、16色ぐらいが適当でしょう。

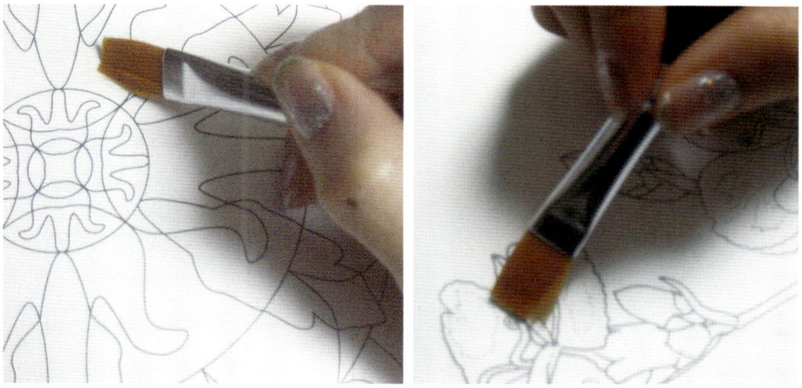

筆を使って塗るのも楽しい。

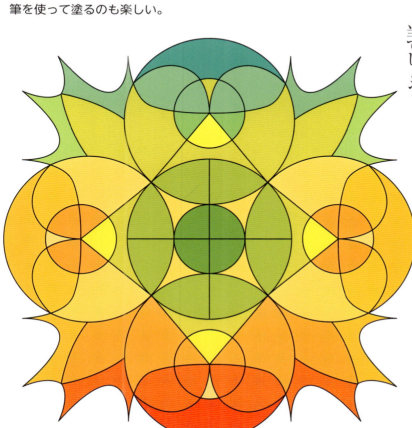

マンダラぬり絵をぬることは、「自分さがしの旅」。リラックスして、自由気ままにぬることが、楽しむコツです。

大人のぬり絵①

アジサイ

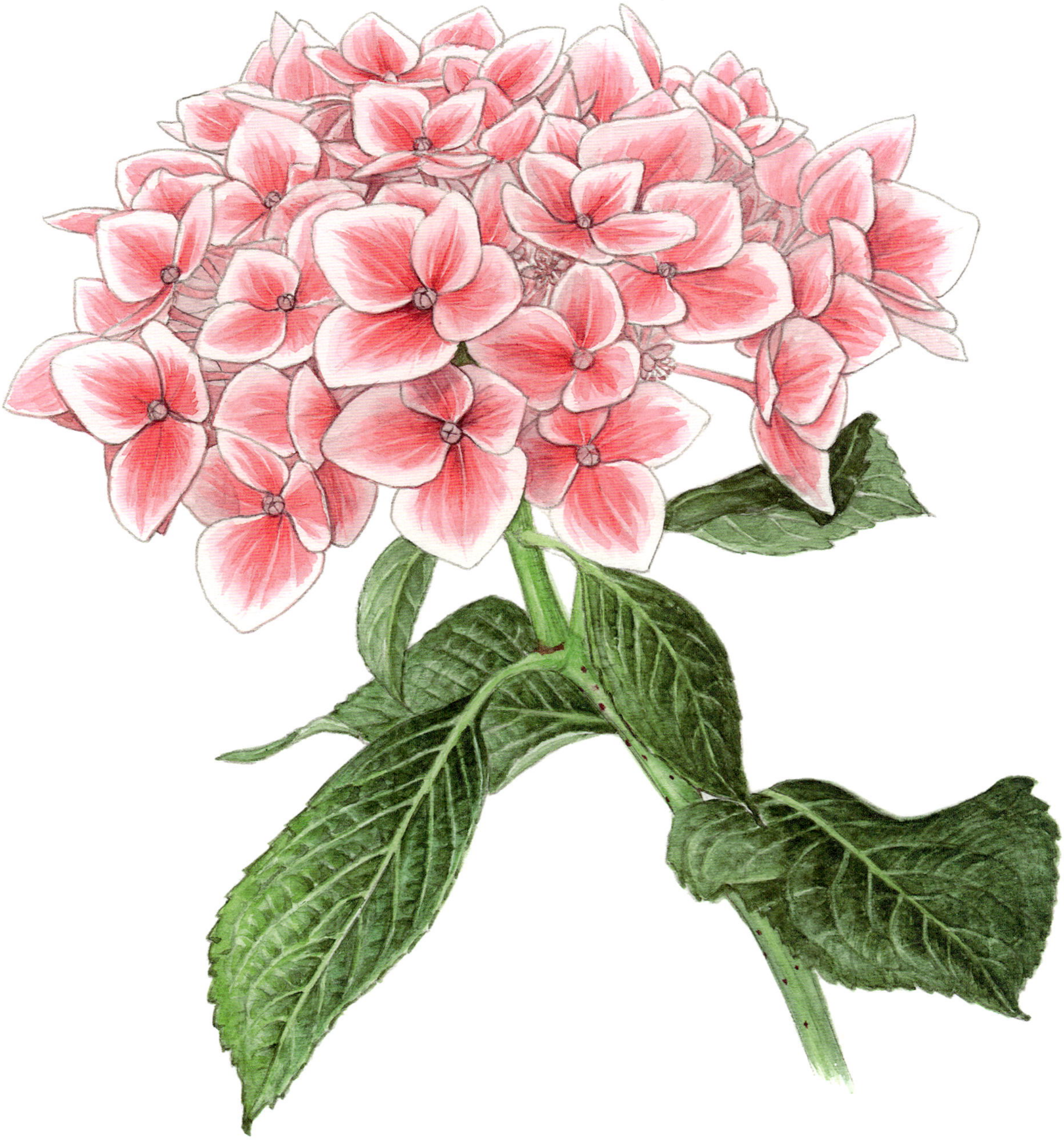

大人のぬり絵②

ツバキ

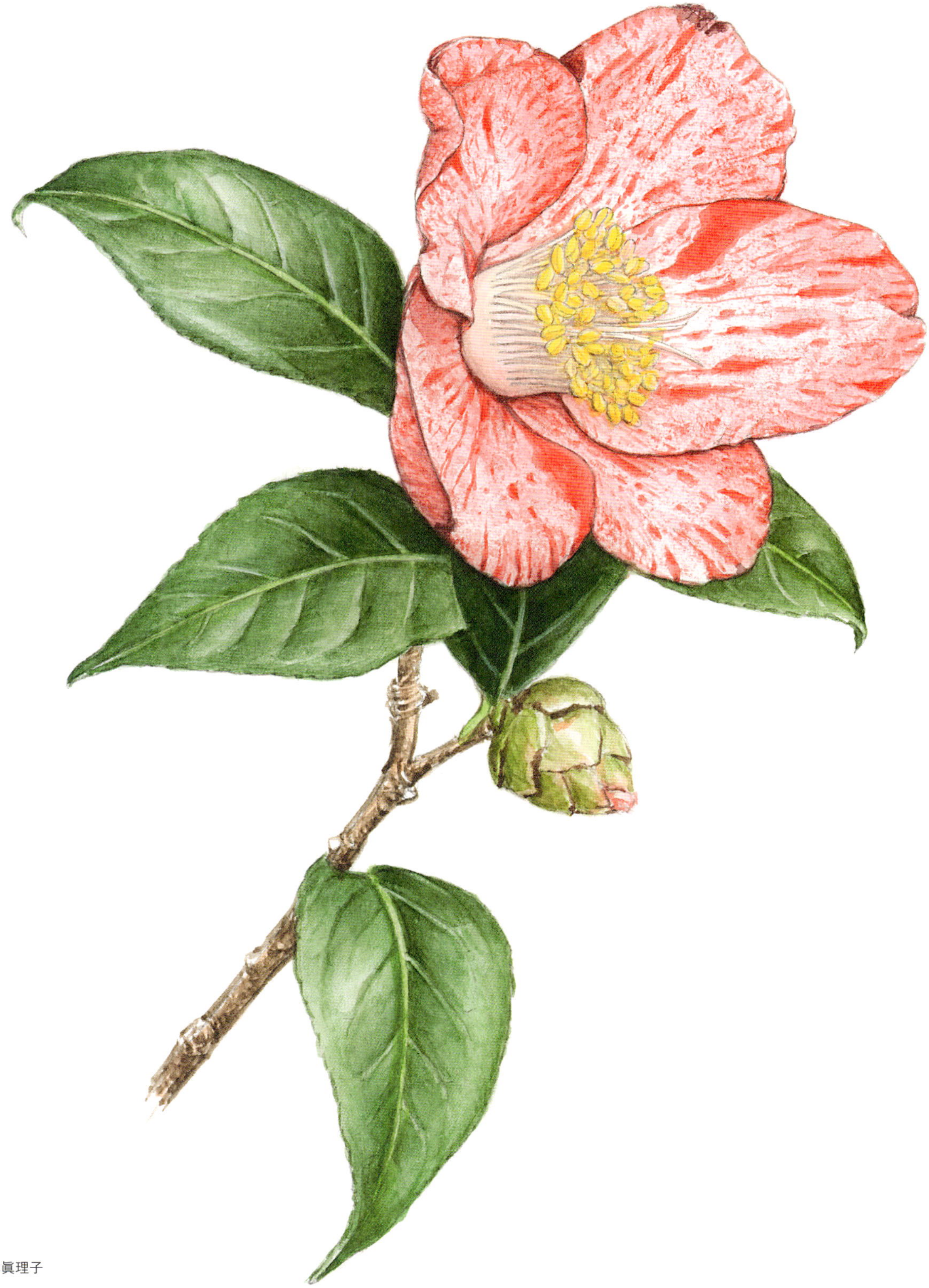

大人のぬり絵③

バラ

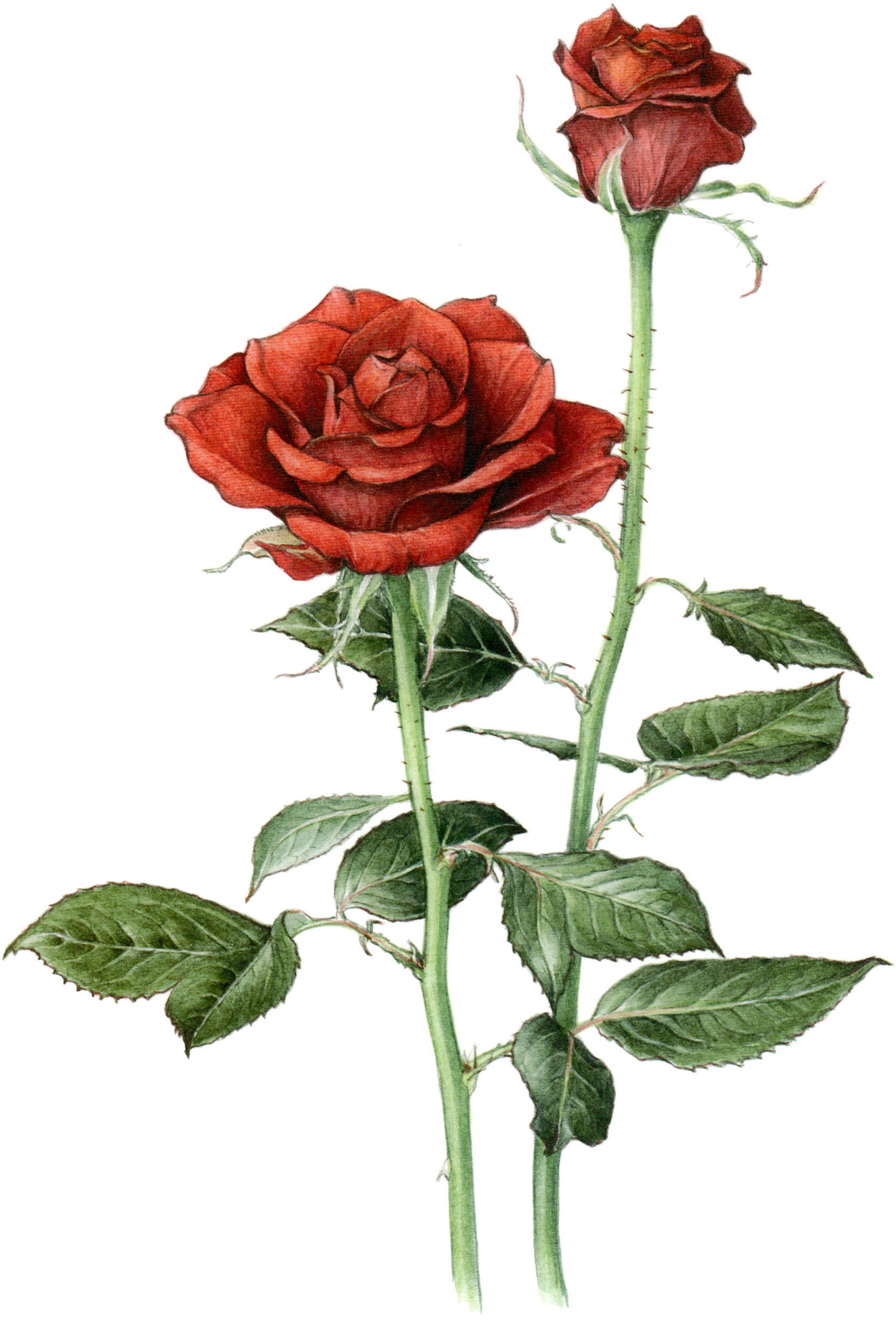

©西本眞理子

大人のぬり絵④

ヒヤシンス

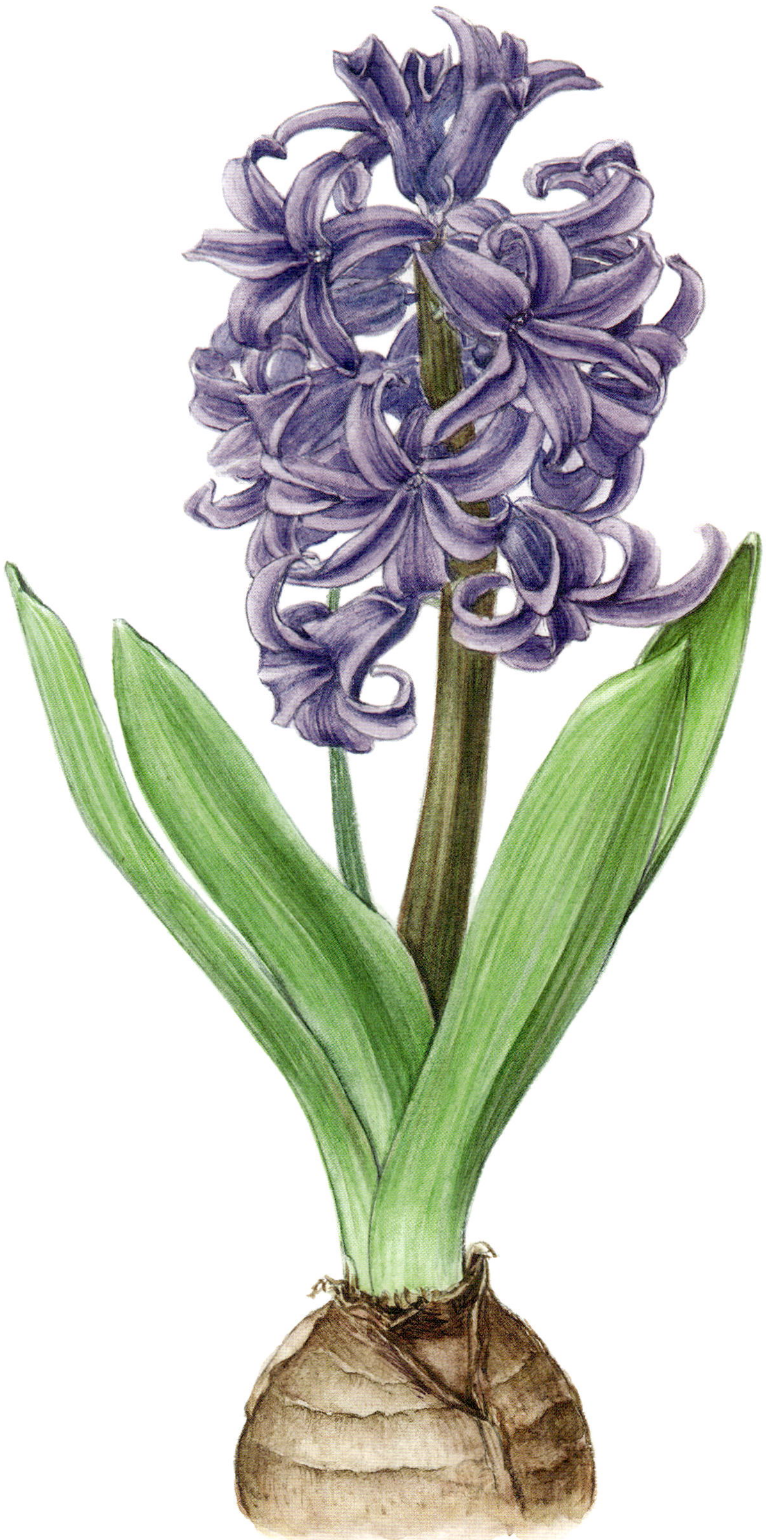

「なつかしい昭和の風景」のぬり絵

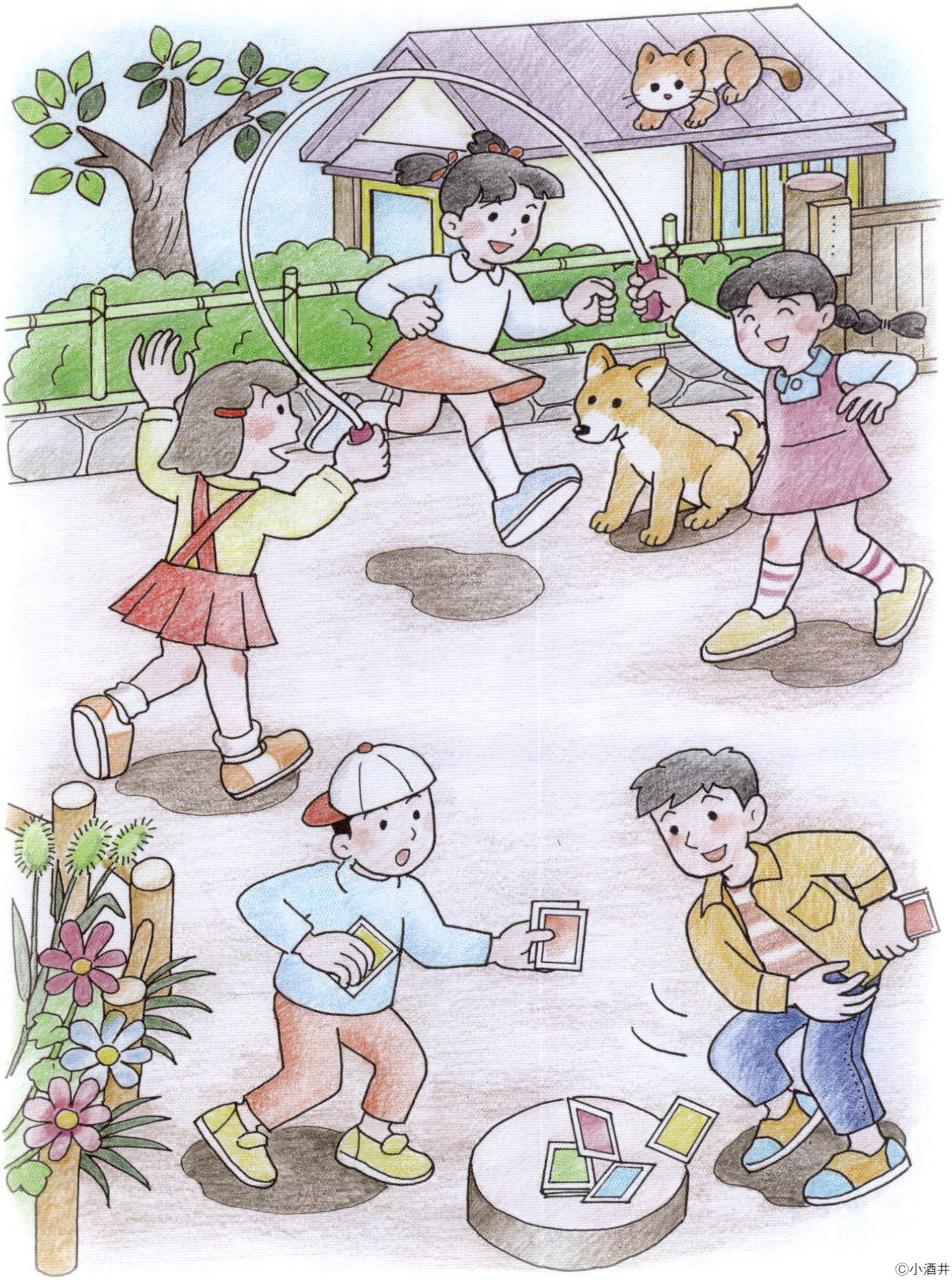

©小酒井久子

大人のぬり絵① 下絵

アジサイ

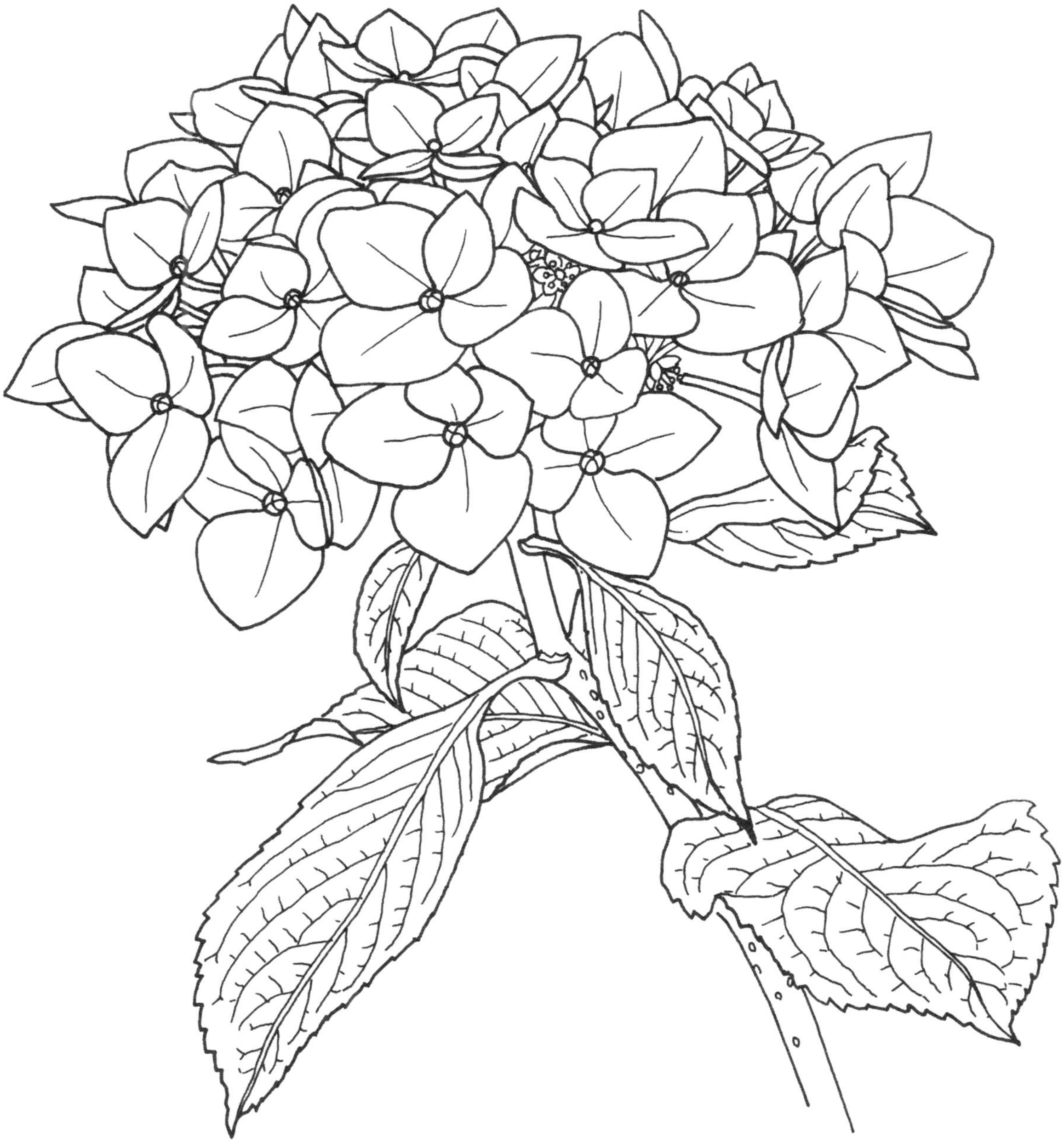

大人のぬり絵① 下絵　メモ

……………………………………………………………………………

……………………………………………………………………………

……………………………………………………………………………

……………………………………………………………………………

……………………………………………………………………………

（　　　年　　月　　日）

大人のぬり絵② 下絵

ツバキ

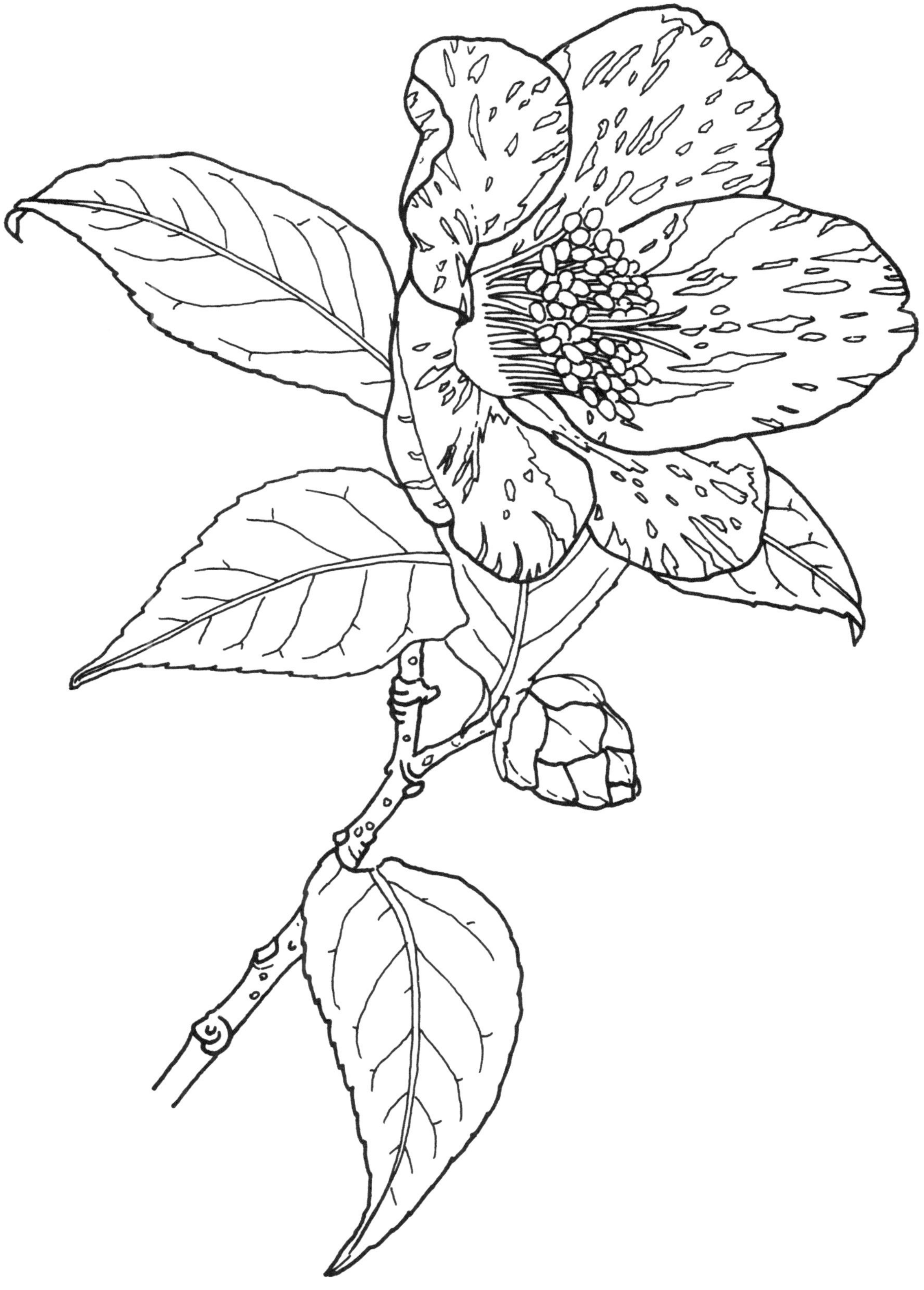

大人のぬり絵② 下絵　　　　　　　　　　　　　　　　　メモ

……………………………………………………………………………

……………………………………………………………………………

……………………………………………………………………………

……………………………………………………………………………

……………………………………………………………………………

（　　　年　　月　　日）

大人のぬり絵③ 下絵

バラ

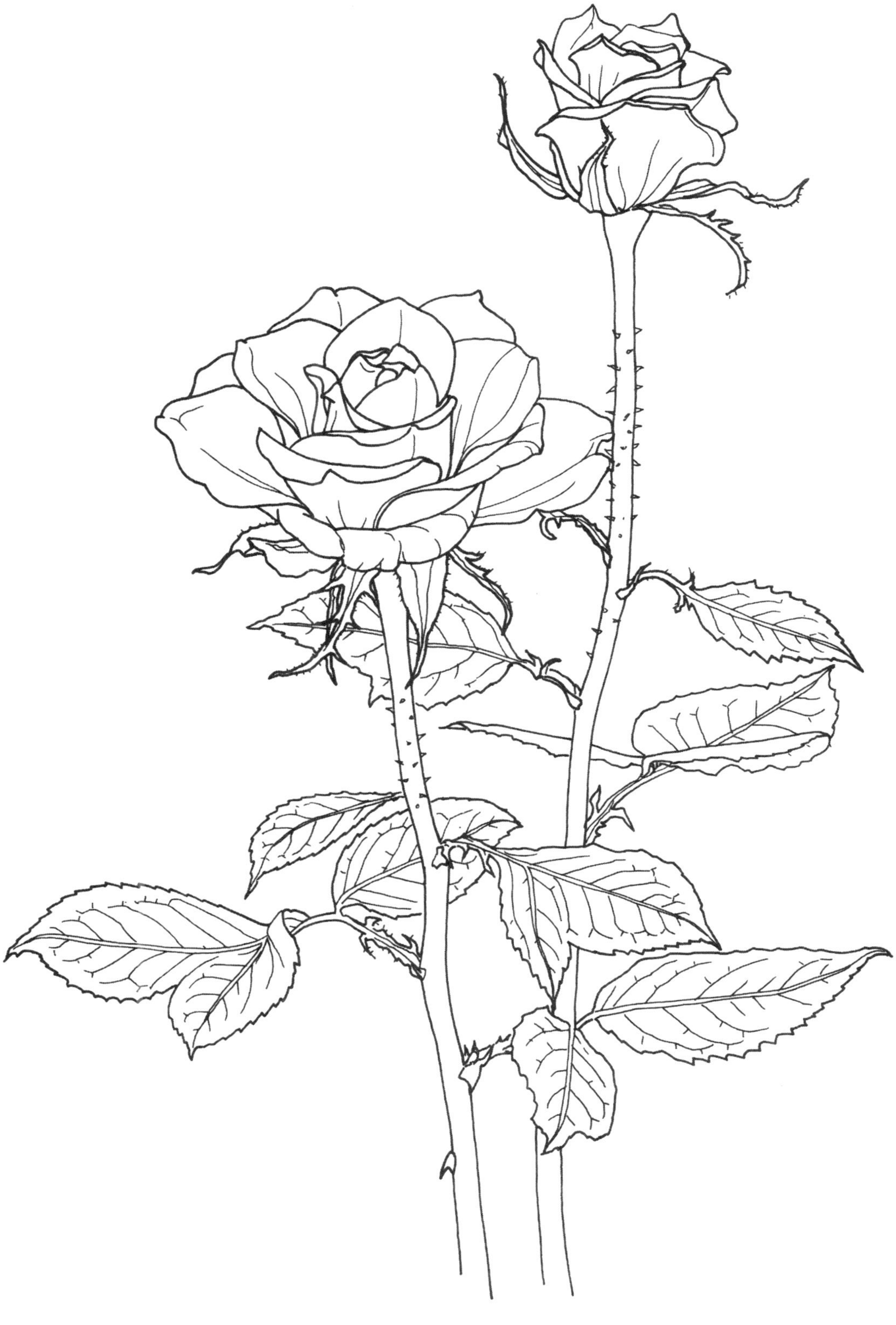

大人のぬり絵③　下絵　　メモ

（　　年　　月　　日）

大人のぬり絵④ 下絵

ヒヤシンス

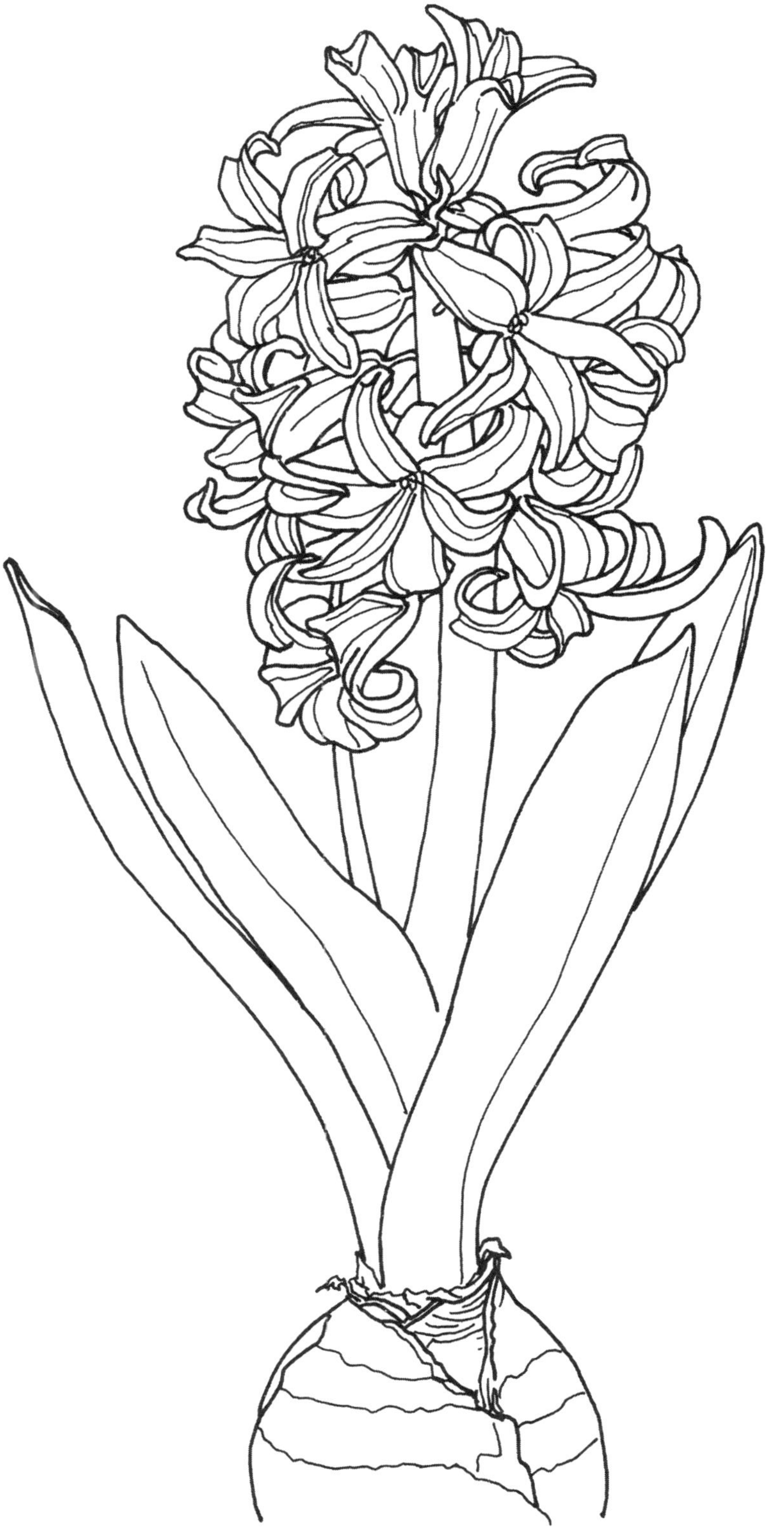

大人のぬり絵④ 下絵　　　　　　　　　　　　　　　　　　　　メモ

…………………………………………………………………………

…………………………………………………………………………

…………………………………………………………………………

…………………………………………………………………………

…………………………………………………………………………

(　　　年　　月　　日)

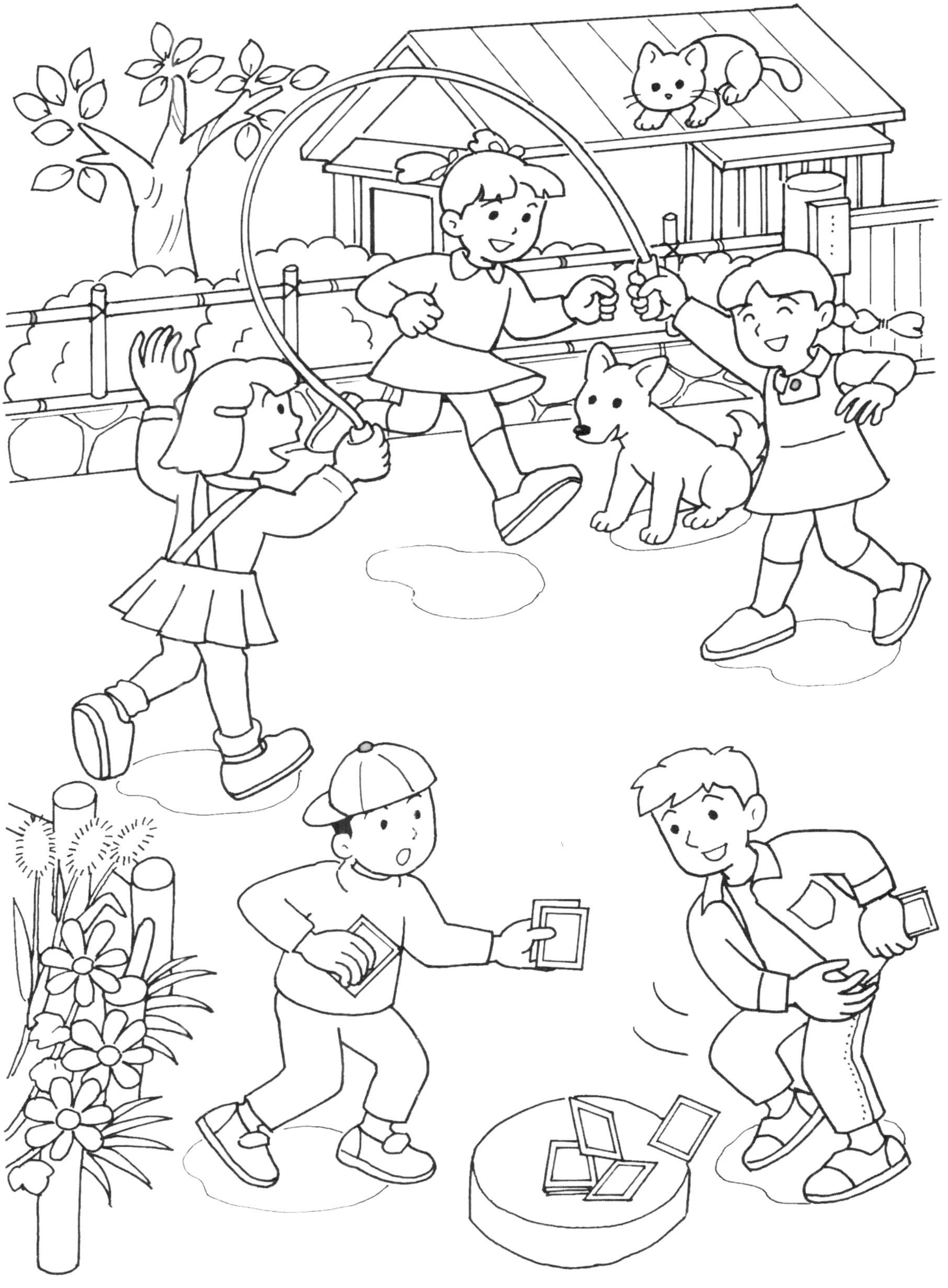

「なつかしい昭和の風景」のぬり絵 下絵　　　　メモ

……………………………………………………………………

……………………………………………………………………

……………………………………………………………………

……………………………………………………………………

……………………………………………………………………

（　　　年　　月　　日）

マンダラぬり絵①

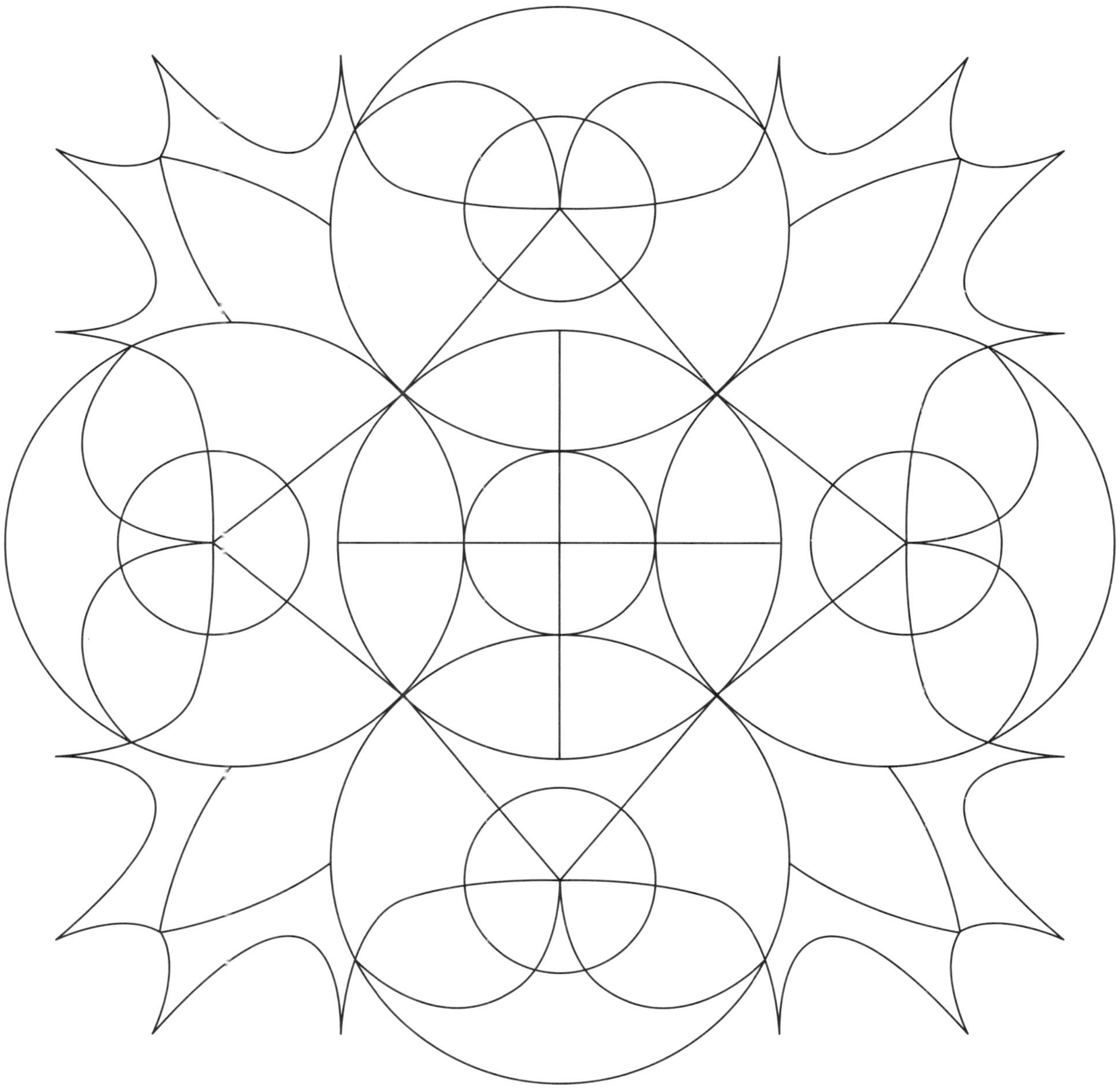

マンダラぬり絵①　　　　　　　　　　　　　　　　　　　　メモ

……………………………………………………………………………

……………………………………………………………………………

……………………………………………………………………………

……………………………………………………………………………

……………………………………………………………………………

（　　　年　　月　　日）

マンダラぬり絵②

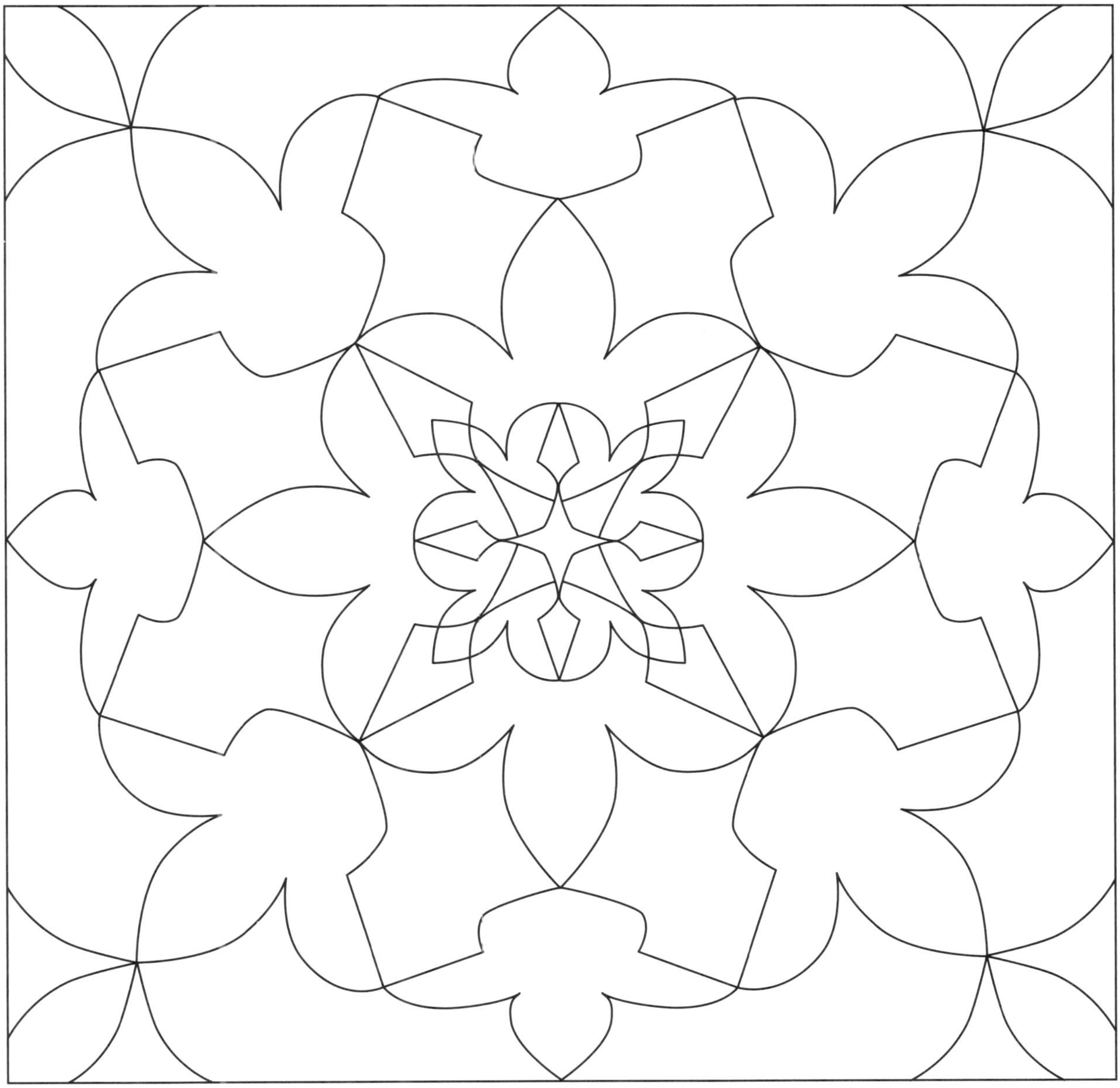

マンダラぬり絵②　メモ

……………………………………………………………………………

……………………………………………………………………………

……………………………………………………………………………

……………………………………………………………………………

……………………………………………………………………………

（　　年　月　日）

マンダラぬり絵③

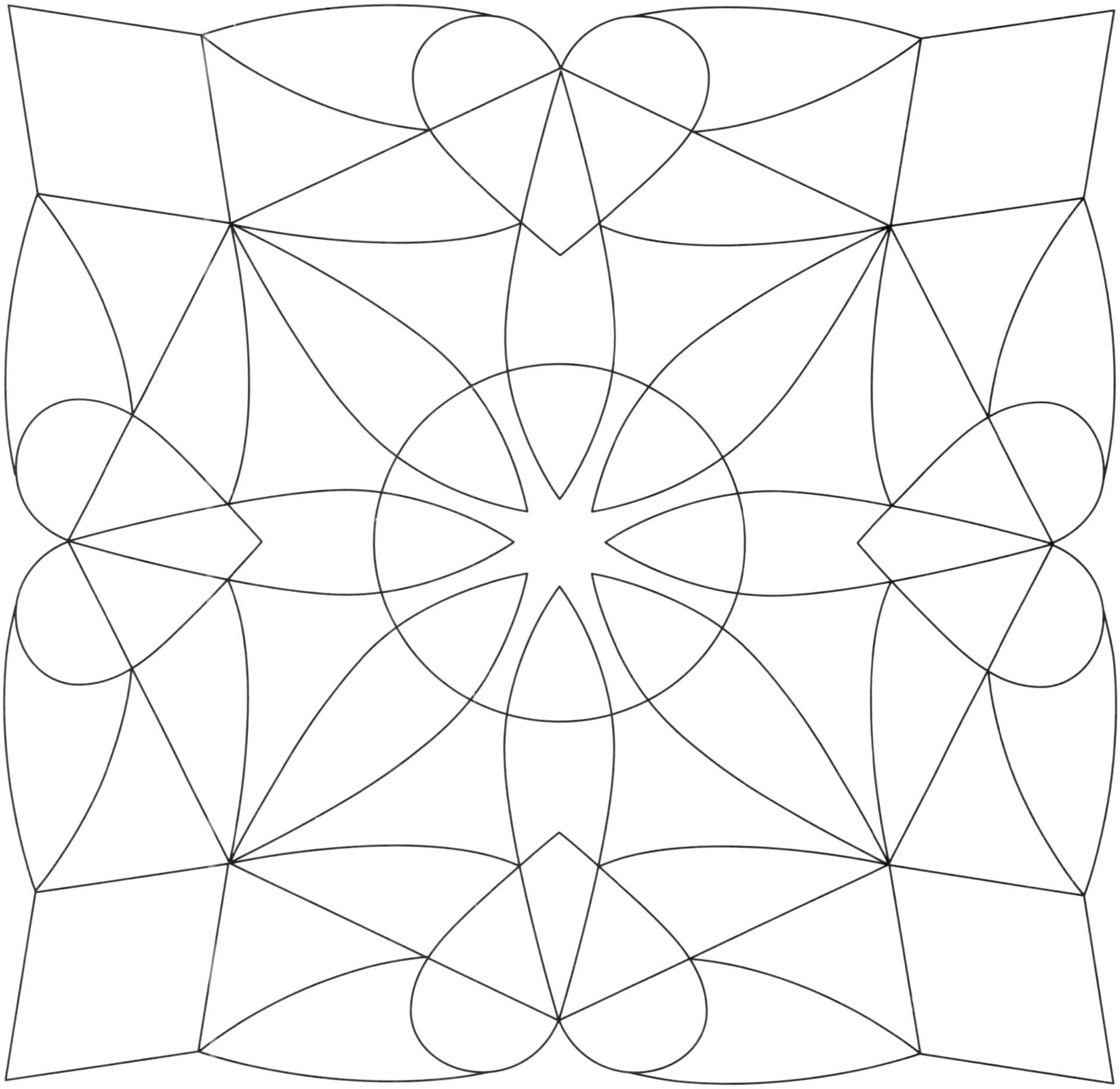

マンダラぬり絵③　　　　　　　　　　　　　　　　　　メモ

（　　　年　　月　　日）

パート4　後頭葉を若々しく！

脳の「後頭葉《こうとうよう》」をイキイキさせるドリル

**分析力に磨《みが》きがかかる！
このドリルにチャレンジすると、
「ものを見る目」がさえてくる！**

- 私は誰でしょう？　日本の偉人シリーズ
- 文章の構造を考えるドリル
- 16個の数の謎をとく！
- 食に歴史あり・全国名産ドリル

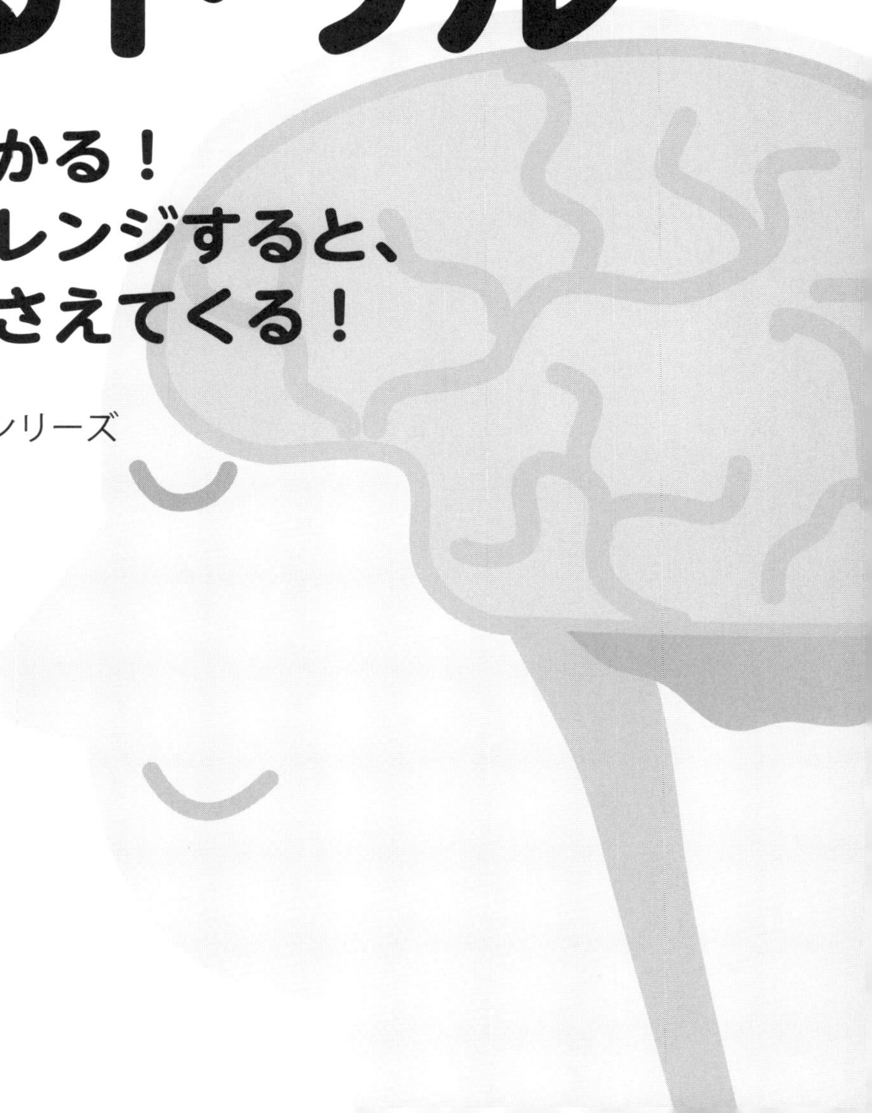

答えは 106-107 ページ参照

48

私は誰でしょう？　日本の偉人シリーズ

「顔」認識で記憶力をよみがえらせる！

①から⑩までは、日本を代表する偉人たちの顔です。名前をフルネームで答えてください。

①

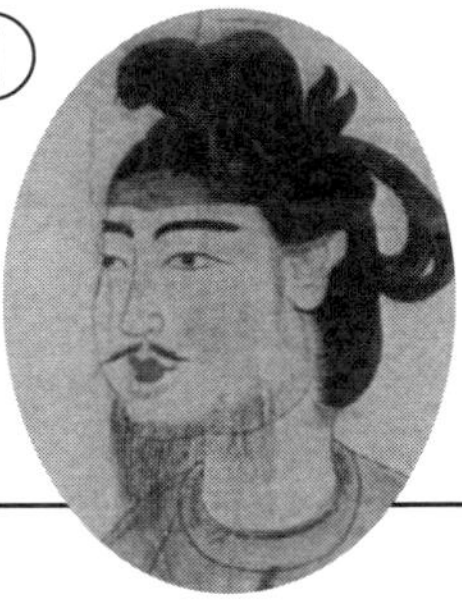

②

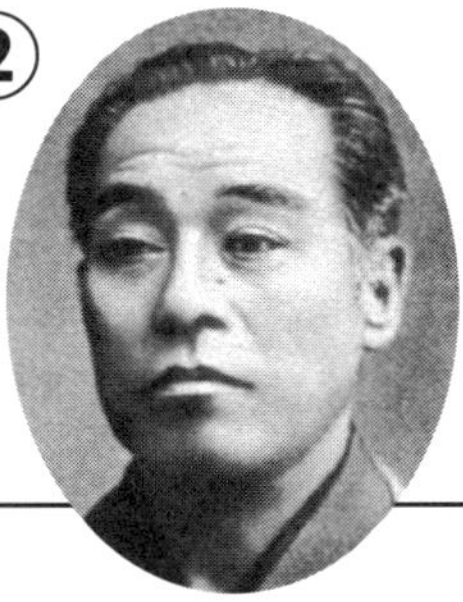

③

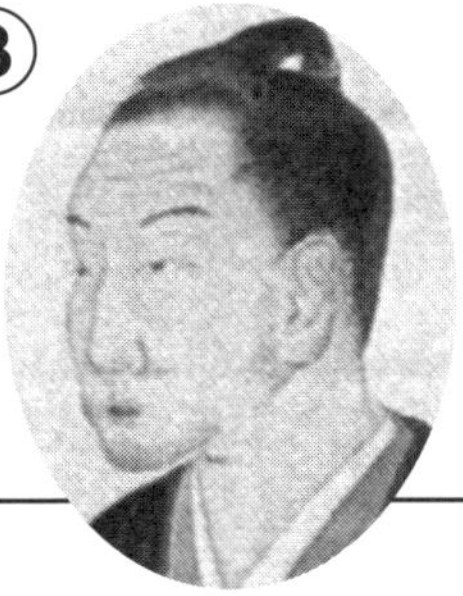

④

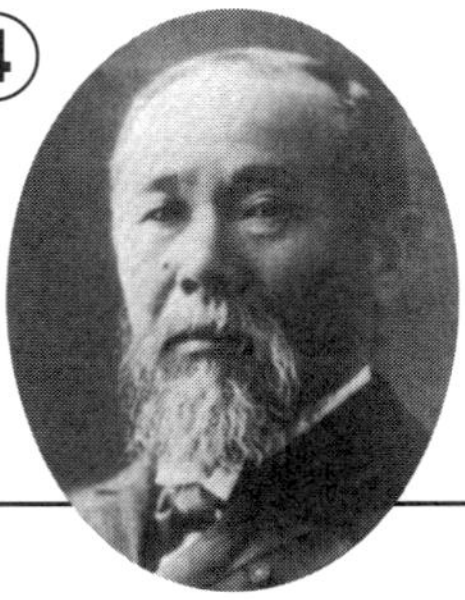

⑤

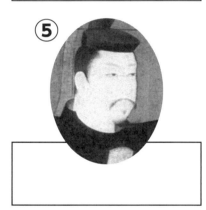

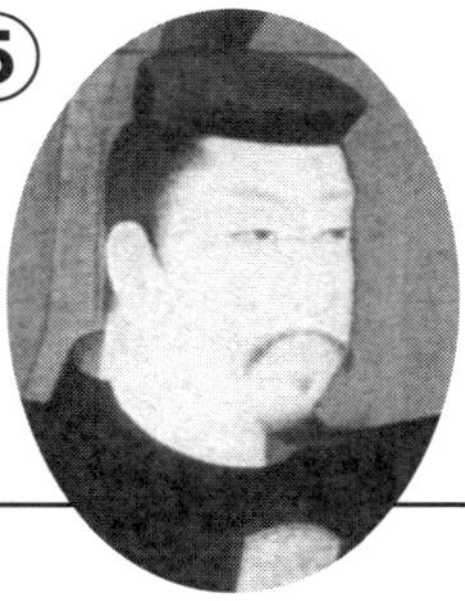

⑥

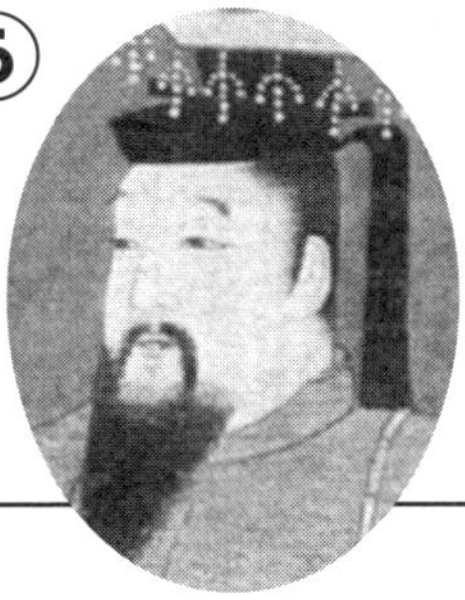

⑦

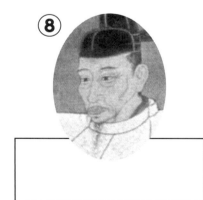

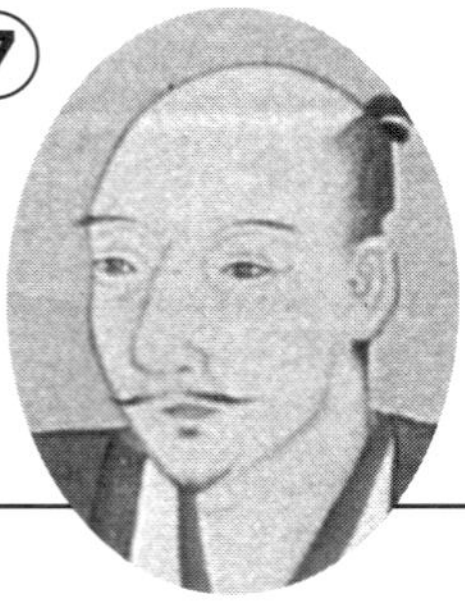

⑧

⑨

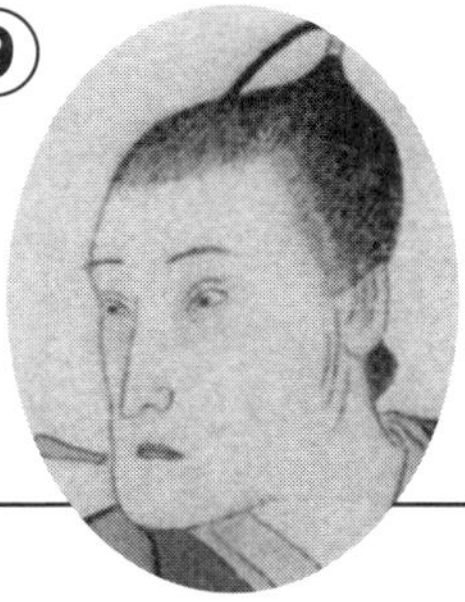

49

文章の構造を考えるドリル

読点で変わる文章の意味

ひらがなだけの文章は、読点(、)の入る位置で、意味が違ってきます。例を参考に、読点を入れたりして、意味の違う2つの言葉(文章)を考えてみましょう。

【例】「わたしはいしゃにいきました」
→「私、歯医者に行きました」「私は、医者に行きました」

【問1】きょうとあしたははれます
→ ＿＿＿＿＿＿＿＿　＿＿＿＿＿＿＿＿

【問2】ここではきものをぬいでください
→ ＿＿＿＿＿＿＿＿　＿＿＿＿＿＿＿＿

【問3】いまはいる
→ ＿＿＿＿＿＿＿＿　＿＿＿＿＿＿＿＿

【問4】でんわならない
→ ＿＿＿＿＿＿＿＿　＿＿＿＿＿＿＿＿

＊読点を入れなくても、意味の違う言葉になるよう、漢字を使ったりしましょう

50

16個の数の謎をとく！

「数」に隠された法則性を見抜こう！

下の１から16まである16個の数字は、ある「法則」があって並んでいます。その「法則」とは、なんでしょう？

16	3	2	13
5	10	11	8
9	6	7	12
4	15	14	1

食に歴史あり・全国の名産ドリル①

旅の気分で全国名産紀行！

日本全国の名産をめぐる旅です！それぞれどこの名産か空欄に、都道府県名を書き込みましょう。

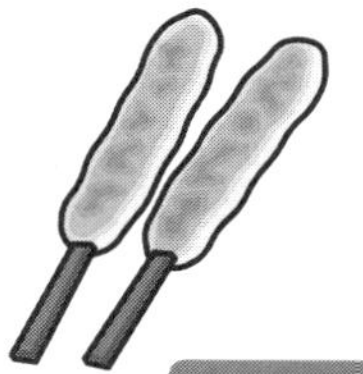

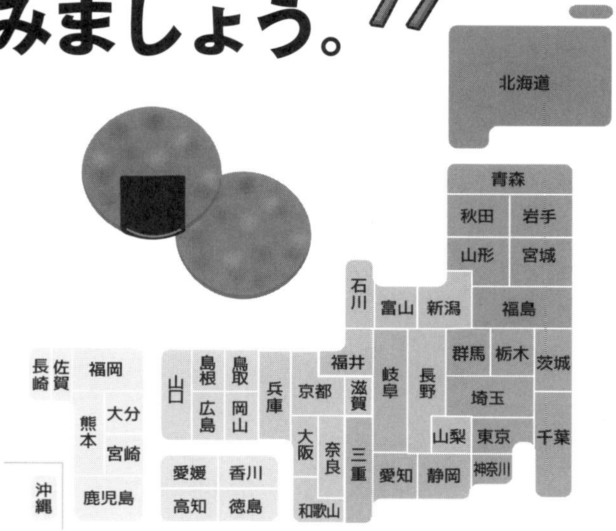

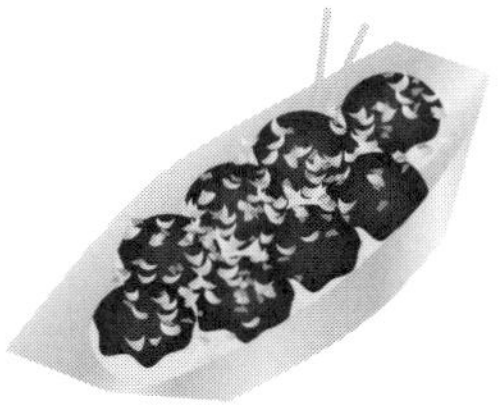

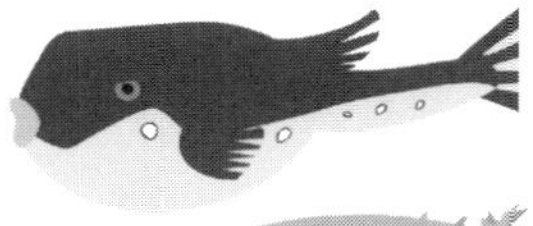

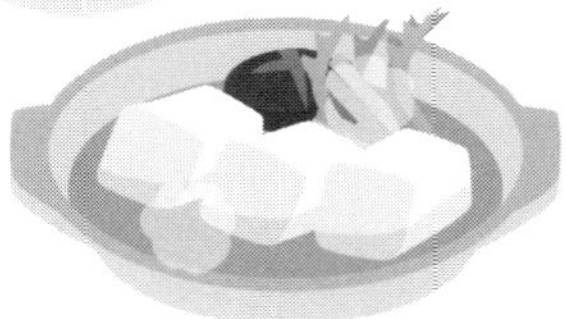

きりたんぽ ____________

いか飯 ____________

わんこそば ____________

草《そう》加《か》せんべい ____________

こんにゃく ____________

湯豆腐 ____________

たこ焼き ____________

梅干し ____________

ます寿司 ____________

うなぎの蒲《かば》焼《や》き ____________

味噌煮込みうどん ____________

出雲《いずも》そば ____________

ふぐ料理 ____________

カステラ ____________

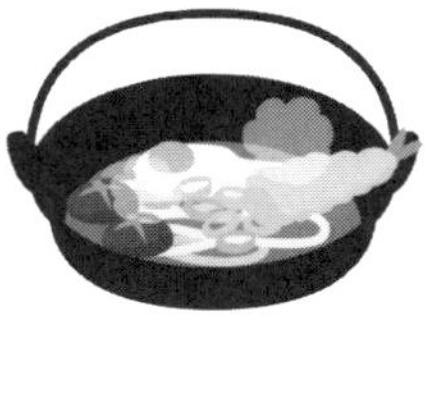

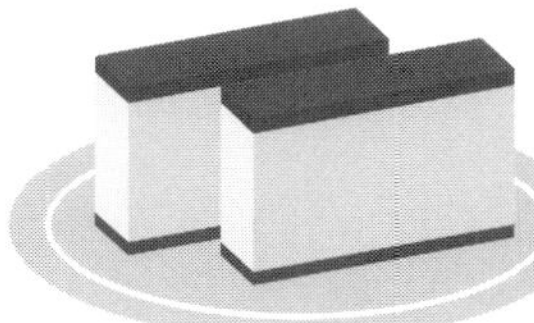

食に歴史あり・全国の名産ドリル②

旅の気分で全国名産紀行！

日本全国の名産をめぐる旅です！
それぞれどこの名産か空欄に、
都道府県名を書き込みましょう。
（前頁の日本地図を参考にしてください）

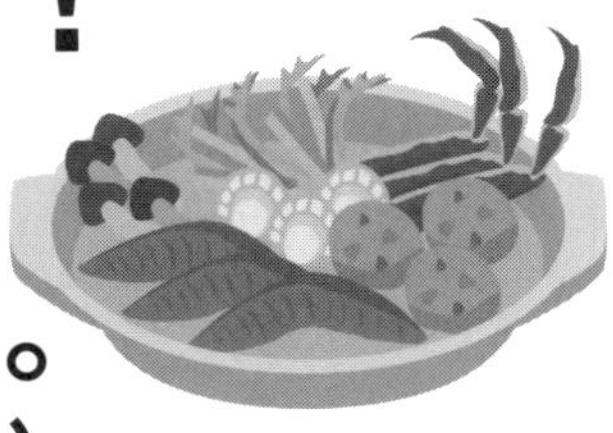

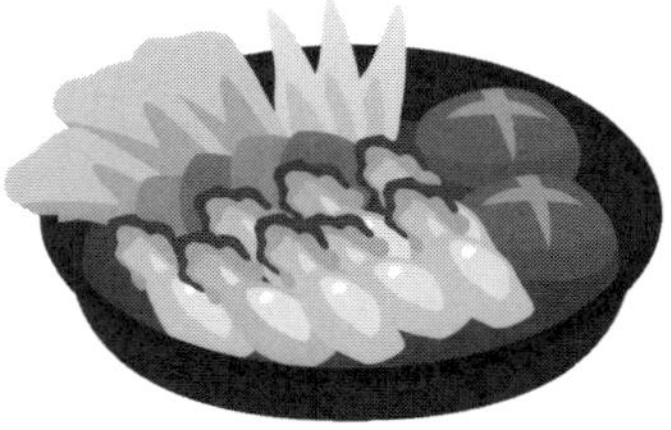

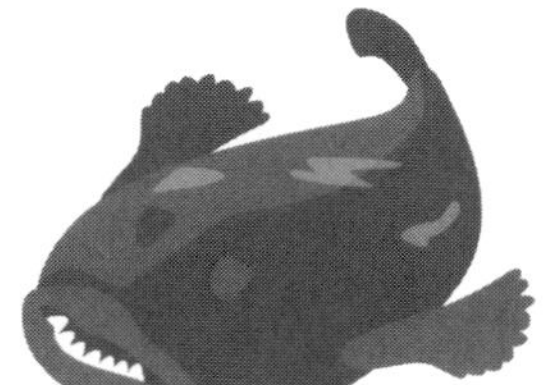

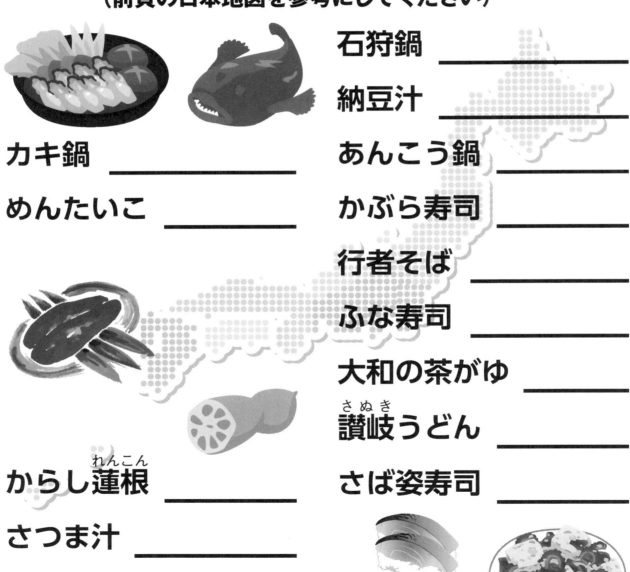

石狩鍋 ＿＿＿＿＿＿

納豆汁 ＿＿＿＿＿＿

カキ鍋 ＿＿＿＿＿＿

あんこう鍋 ＿＿＿＿＿＿

めんたいこ ＿＿＿＿＿＿

かぶら寿司 ＿＿＿＿＿＿

行者そば ＿＿＿＿＿＿

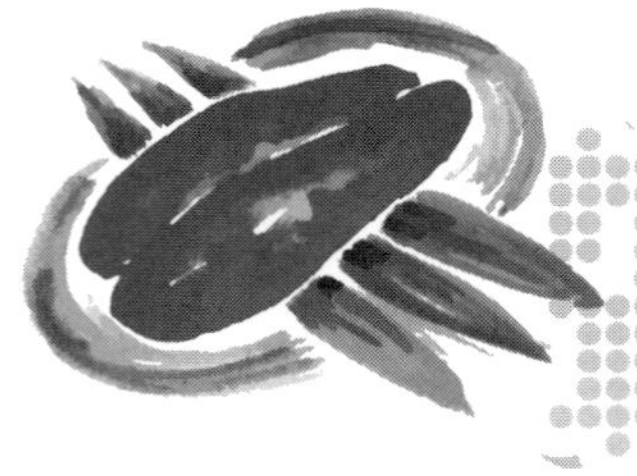

ふな寿司 ＿＿＿＿＿＿

大和の茶がゆ ＿＿＿＿＿＿

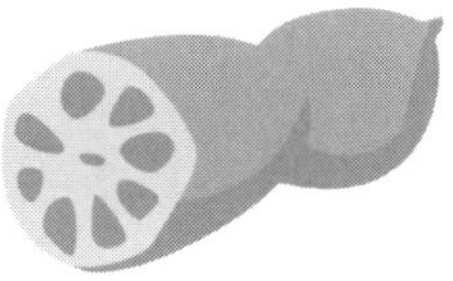

讃岐《さぬき》うどん ＿＿＿＿＿＿

からし蓮根《れんこん》 ＿＿＿＿＿＿

さば姿寿司 ＿＿＿＿＿＿

さつま汁 ＿＿＿＿＿＿

ゴーヤチャンプルー ＿＿＿＿＿＿

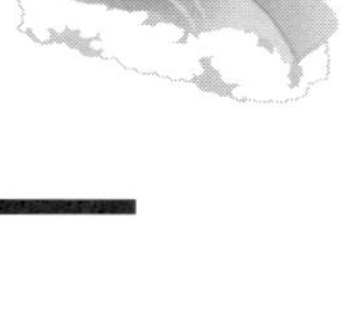

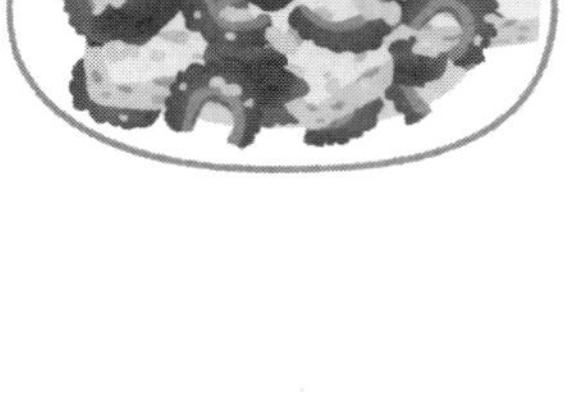

ドリルをすべて終えたら
脳年齢チェック！

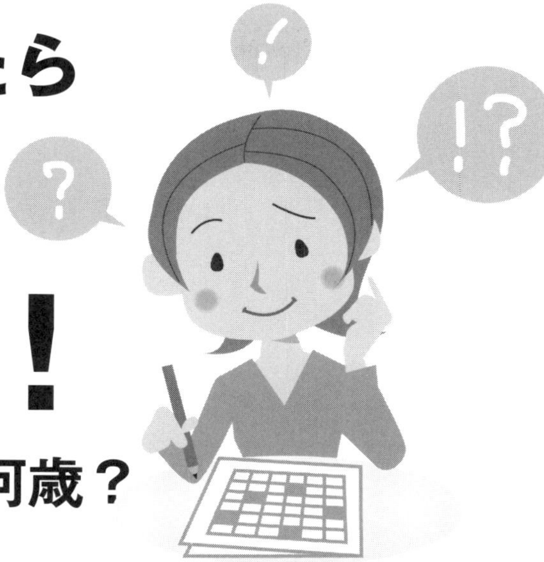

あなたの脳は今、はたして何歳？

問題

例を参考にして、４種類の計算（たし算、ひき算、かけ算、わり算）にチャレンジしてください。マスの一番左上に、計算の種類、たし算（**+**）、ひき算（**−**）、かけ算（**×**）、わり算（**÷**）が記されています。４種類の計算が全部終わるのに、何分かかったか、その時間で、あなたの今の「脳年齢」は何歳か、チェックしてみましょう。

【例題】　６マスのたし算です。タテ**+**ヨコで計算し、マスの中に答えを記入してください。

→ヨコ　↓タテ

+	2	5	8
6			
3			
9			

→

→ヨコ　↓タテ

+	2	5	8
6	8	11	14
3	5	8	11
9	11	14	17

問1

6マスのたし算

（タテ＋ヨコで計算します）

→ヨコ　↓タテ

＋	3	9	6
7			
1			
4			

問2

6マスのひき算

（タテ－ヨコで計算します）

→ヨコ　↓タテ

－	16	24	34
35			
41			
52			

問3

6マスのかけ算

（タテ×ヨコで計算します）

→ヨコ　↓タテ

×	5	2	8
4			
7			
1			

問4

6マスのわり算

（タテ÷ヨコで計算します）

→ヨコ　↓タテ

÷	3	2	6
78			
54			
36			

答えは 107 ページ参照

あなたの脳年齢を測定いたします。

４種類の計算すべてに、何分かかりましたか？
かかった分数で、あなたの今の「脳年齢」を推測します。

１分以内に終わったあなたは

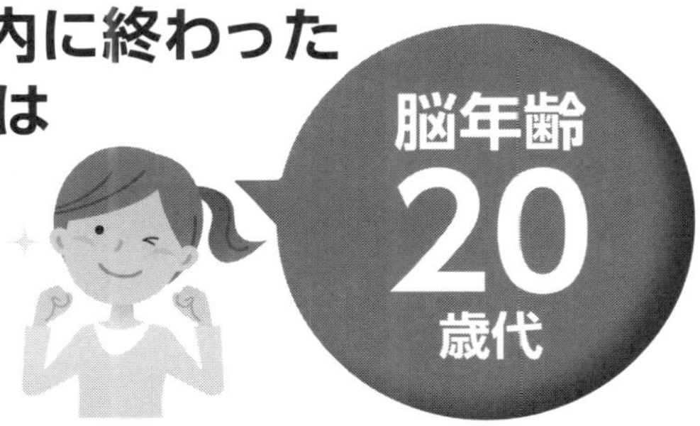
脳年齢
20
歳代

あなたの脳は…
「ずば抜けて若い脳」です。あなたの脳力にまったく問題はありません。これからも脳をフル回転させて、周囲を圧倒し続けてください！

２分以内に終わったあなたは

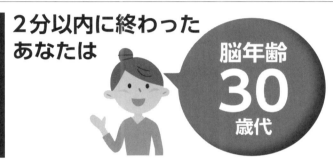

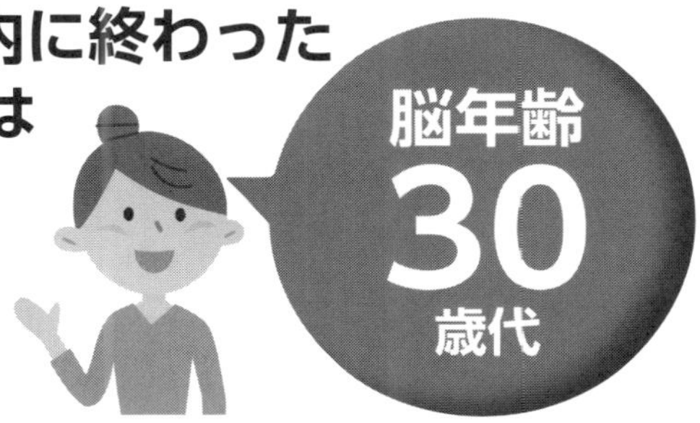
脳年齢
30
歳代

あなたの脳は…
「元気はつらつ脳」です。20代の若者と一緒にいても、まったく歳を感じさせません。鍛《きた》えれば、もっと脳力はアップします。難しい本を読む習慣をつけると、能力がアップします。

３分以内に終わったあなたは

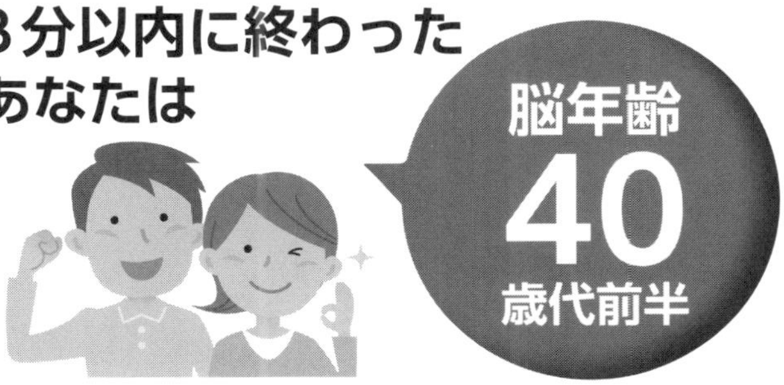
脳年齢
40
歳代前半

あなたの脳をたとえれば…
「鍛えれば進化する脳」です。まだまだ、もっと使えば使うほどあなたの脳はイキイキするはず。あなたの能力に「早さ」が加わると、頭の回転がさらに20歳は若返るでしょう。

３分以上かかったあなたは

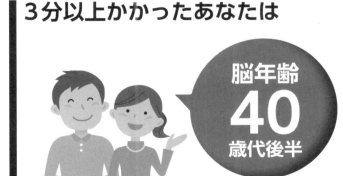

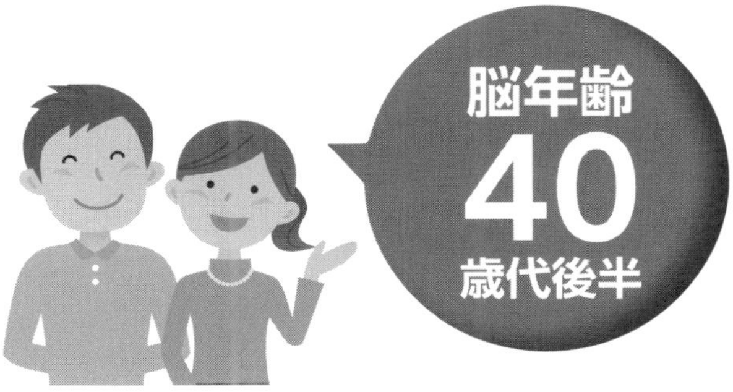
脳年齢
40
歳代後半

あなたの脳を一言でいうと…
「若返るきっかけを得た脳」です。しかし、本書を手にとって、ドリルを試みた意識の高さと気力、冒険心は40歳代の若さがあります。老化した脳の持ち主は、そもそも本書に興味をもてず、ドリルをやってみようという気さえ起きないはずです。あなたは向上心がとても高いので、もっと脳を使わざるを得ない環境に、自分を追い込んでみては？

ドリルの解答例

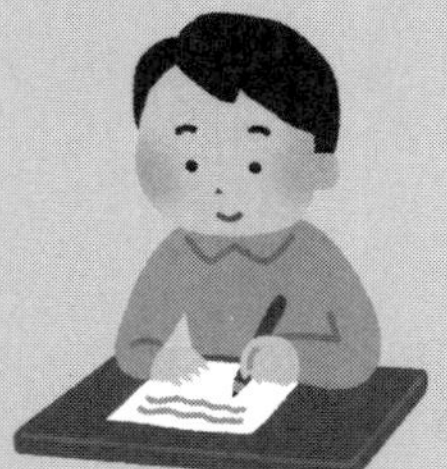

※ドリルによっては、ほかに複数の答えがある場合もあります

①16ページ

問1　**良薬**は口に苦し

問2　**壁**に耳あり、**障子**に目あり

問3　**寝耳**に水

問4　**背**に**腹**は代えられぬ

問5　爪の**垢**を**煎**じて飲む

問6　口は**災**いの**元**

②17ページ

問1　**64**　問2　**67**

問3　**92**　問4　**60**

問5　**80**　問6　**51**

問7　**59**　問8　**19**

問9　**9**

④19ページ

問1　150　問2　132

問3　101　問4　111

問5　95　問6　85

問7　159　問8　99

問9　178

⑤20ページ

茶道→道場→場合→合同→同時→時間→間食→食事→事実→実力→力作→作家→家屋→屋上→上達→達人→人気→気配→配線→線路→路地→地下→下流→流水

⑥21ページ

問1　498　問2　199

問3　525　問4　385

問5　123　問6　412

問7　699　問8　353

問9　820

⑦22ページ

問1　**承知《しょうち》之助《のすけ》**

「合点」と「承知」をかけている。

問2　**鬼《き》子《し》母《も》神《じん》**

「恐れ入ります」と「入谷《いりや》」をかけている。

問3　**水天宮《すいてんぐう》**

「そうであります」と「有馬」をかけている。

問4　**御門跡《ごもんぜき》**

「うそをつく」と「築地《つきじ》」をかけている。

問5　**焼きはまぐり**

「その手はくわない」と「桑名《くわな》」をかけている。

問6　**吉野山《よしのやま》**

「言わぬが花」と「花の名所である、桜で有名な吉野山」をかけている。

⑧23ページ

問1　862　問2　695

問3　399　問4　988

問5　11　問6　666

問7　201　問8　131

問9　579

⑨24ページ

問1　ニュースを観て仰天した＝ニュースを観て**目を丸く**した

問2　恥ずかしくて赤面した＝恥ずかしくて**顔から火**が出る思いだった

問3　巨大なタワーだ＝**雲を**突くようなタワーだ

問4　夢中で、一心不乱に勉強する＝夢中で、**目の色を**変えて勉強する

問5　うれしくて有頂天になった＝うれしくて**天にも**昇る気持ちになった

問6　ショートケーキは大好

物だ＝ショートケーキには**目がない**

⑩ 25ページ

問1　**9.7**　問2　**5.1**

問3　**10.9**　問4　**2.1**

問5　**1.11**　問6　**2.43**

問7　$\frac{7}{6}=1\frac{1}{6}$

問8　$\frac{1}{3}$

問9　$\frac{80}{9}=8\frac{8}{9}$

⑪ 26ページ

以下の答えは、それぞれ概数です。

問1　乗用車は**4人**から**6人**。

問2　路線バスは**90人**。

問3　新幹線は**1300人**。

問4　飛行機は**500人**。

問5　ヘリコプターは**10人**。

⑫ 27ページ

問1　**大阪**

ユニバーサルスタジオ、大阪城、通天閣、かに道楽がヒント。

問2　**広島**

宮島と原爆ドームがヒント。

問3　**鎌倉**

鎌倉の大仏、江ノ電がヒント。

問4　**京都**

大文字焼き、お寺がヒント。

問5　**四国**

伊予のみかん、讃岐のうどん、阿波の阿波踊り、土佐の坂本竜馬がヒント。

問6　**浅草**

浅草寺の雷門がヒント。

⑬ 28ページ

「花咲か爺《じい》さん」と「桃太郎」には、どちらにも**犬**が登場。「桃太郎」と「さるかに合戦」には、どちらにも**さる**が登場。

⑭ 29ページ

6月の絵がない。1月は「お雑煮」、2月は「バレンタインデー」のチョコレート、3月はつくしご飯の「つくし」、4月はお花見の宴会の「酒とつまみ」、5月は「柏餅《かしわもち》」、7月は土用の丑《うし》の日の「うなぎの蒲《かば》焼《やき》」、8月は「スイカ」、9月はぶどう狩りの「ぶどう」、10月は「くり」、11月は七五三の「千歳飴《ちとせあめ》」、12月は「クリスマスケーキ」。

⑮ 32ページ

以下の答えは、すべて概数です。

問1　**2本**　問2　**10個**

問3　**7本**　問4　**8個**

問5　**1000枚**

⑯ 33ページ

以下、おおよその重さです。

問1　**90kg**

問2　**2.6トン**

問3　**9.9トン**

問4　**25トン**

問5　**180トン**

⑰ 34ページ

以下の答えはすべて概数です。

問1

①赤身の握り寿司は**2000貫**。

②中トロは**1000貫**。

③大トロは**500貫**。

問2　一杯のイカからは**13貫**。

問3　一匹(一杯)のタコからは**60貫**。

問4　一匹のエビからは**1貫**。

問5　一匹のアナゴからは**3貫**。

⑱ 35ページ

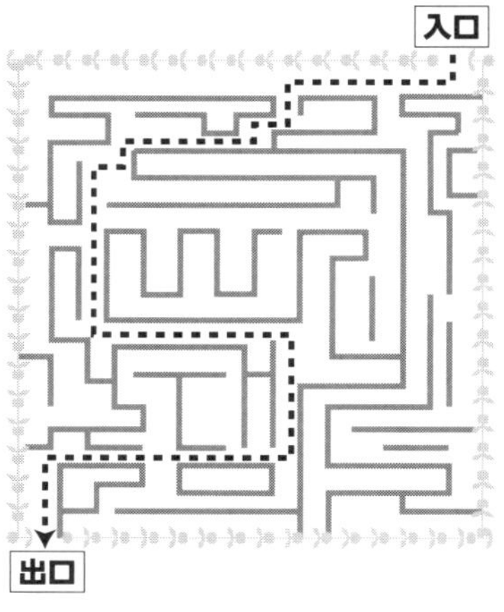

⑲ 36ページ

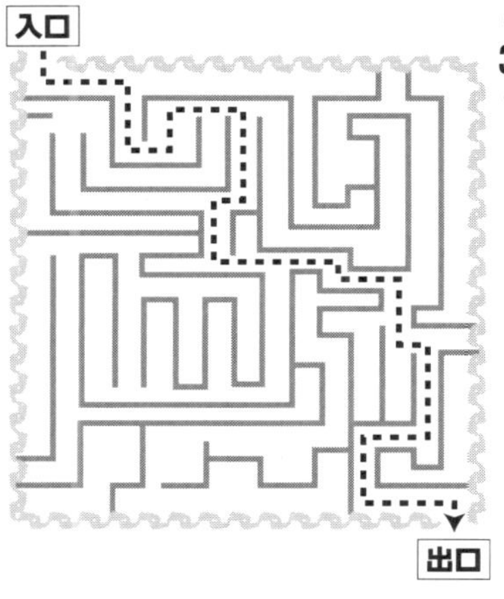

⑳ 37ページ

1　**柔道**

2　**レスリング**

3　**バレーボール**

4 **重量挙げ**
5 **槍《やり》投げ**
6 **水球**
7 **飛び込み**
8 **カヌー**
9 **ボート**
10 **馬術**
11 **射撃**
12 **平均台**

㉑ 38ページ

問1　カブトムシの骨は**ゼロ個！**
問2　タコの骨は**ゼロ個！**
問3　ヘビは約**330個。**
問4　魚は約**150個。**
問5　クジラは約**180個。**
※ヘビ、魚、クジラは概数です。

㉒ 39ページ

1　**花**
2　**鳥**
3　**古巣へ**
4　**いい子だよ**

㉓ 40ページ

④の「人」だけが「私」の意味。
①の「人」は「世の中」、②は「人間性・人柄」、③は「人間」、⑤は「社会」、⑥は「他人」の意味。

㉔ 42・43ページ

①北海道　**札幌**市
③岩手県　**盛岡**市
④宮城県　**仙台**市
⑧茨城県　**水戸**市
⑩群馬県　**前橋**市
⑪埼玉県　さいたま市
⑬東京都　**新宿**区
⑰石川県　**金沢**市
⑲山梨県　**甲府**市
㉕滋賀県　**大津**市
㉘兵庫県　**神戸**市
㉜島根県　**松江**市
㊲香川県　**高松**市
㊳愛媛県　**松山**市
㊼沖縄県　**那覇**市

㉕ 44ページ

問1は**A**
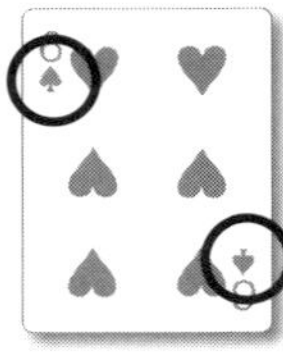
問2は**C**
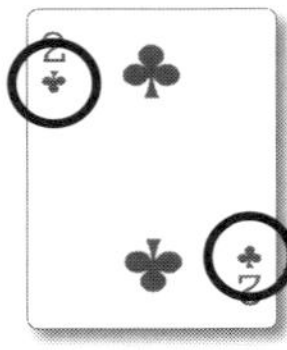
問3は**B**
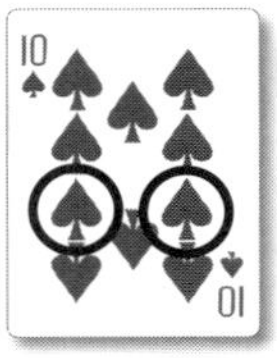
問4は**B**
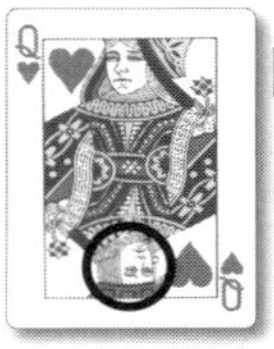

㉖ 45ページ

問1は**A**
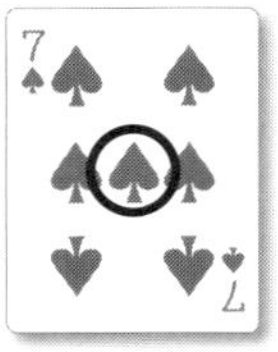
問2は**C**
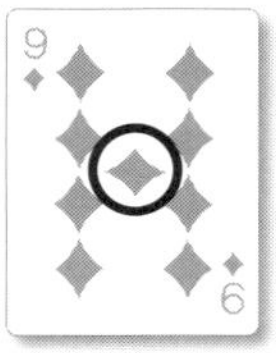
問3は**C**
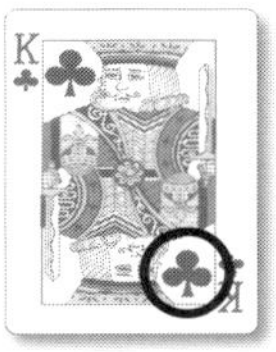
問4は**A**

㉗ 46ページ

$\frac{3}{4}$と$\frac{5}{6}$は
$\frac{3\times6}{4\times6}$と$\frac{5\times4}{6\times4}$で
↓
$\frac{18}{24}$と$\frac{20}{24}$で
$\frac{20}{24}$のほうが大きい。
ゆえに$\frac{5}{6}$のほうが大きい。

$\frac{4}{5}$と$\frac{5}{8}$は
$\frac{4\times8}{5\times8}$と$\frac{5\times5}{8\times5}$で
↓
$\frac{32}{40}$と$\frac{25}{40}$で
$\frac{32}{40}$のほうが大きい。
ゆえに$\frac{4}{5}$のほうが大きい。

$\frac{5}{6}$と$\frac{4}{5}$は
$\frac{5\times5}{6\times5}$と$\frac{4\times6}{5\times6}$で
↓
$\frac{25}{30}$と$\frac{24}{30}$で
$\frac{25}{30}$のほうが大きい。
ゆえに$\frac{5}{6}$のほうが大きい。

$\frac{5}{6}$が優勝。

㉘ 47ページ

$\frac{3}{5}$と$\frac{4}{7}$は
$\frac{3\times7}{5\times7}$と$\frac{4\times5}{7\times5}$で
↓
$\frac{21}{35}$と$\frac{20}{35}$で
$\frac{21}{35}$のほうが大きい。
ゆえに$\frac{3}{5}$のほうが大きい。

$\frac{3}{4}$と$\frac{5}{7}$は
$\frac{3\times7}{4\times7}$と$\frac{5\times4}{7\times4}$で
↓
$\frac{21}{28}$と$\frac{20}{28}$で
$\frac{21}{28}$のほうが大きい。
ゆえに$\frac{3}{4}$のほうが大きい。

$\frac{3}{5}$と$\frac{3}{4}$は
$\frac{3\times4}{5\times4}$と$\frac{3\times5}{4\times5}$で
↓$\frac{12}{20}$と$\frac{15}{20}$で
$\frac{15}{20}$のほうが大きい。
ゆえに$\frac{3}{4}$のほうが大きい。
$\frac{3}{4}$が優勝。

㉙48ページ

夫の貯金のほうが多い。
1月は10円、2月は20円、3月は40円……9月は2560円、10月は5120円、11月は10240円、12月は2万480円となり、1年間で合計4万950円となる。
妻は1500円を12か月分だから、1500円×12＝1万8000円。**夫のほうが2万2950円も多い。**

㉚49ページ

手裏剣《しゅりけん》の折り順は、
え→あ→お→い→う。

㉛50ページ

お相撲さんの折り順は、
お→あ→い→う→え。

㉜51ページ

「私」の借金は、合計で**6万5000円**（友人Aから3万円、母親から3万円、飲み屋から5000円）。

㉝52ページ

【4】

㉞54ページ

Aの家　**アサさん。**
Bの家　**ハツさん。**
Cの家　**ヨネさん。**

㉟55ページ

権蔵さんは**65歳**、好物は**どら焼き**。
弥助さんは**60歳**、好物は**ようかん**。
富太郎さんは**55歳**、好物は**アイスクリーム**。

㊱56ページ

1　**⑥宇治川**
京都伏見に流れる河川。
2　**⑧昇仙峡**
山梨県甲府市にある渓谷《けいこく》。
3　**①蔵王山**
日本百名山の一つ。山形県と宮城県にまたがる。
4　**⑤和歌浦・友ヶ島**
和歌山県和歌山市にある、海岸線が美しい景勝地。
5　**②日本平**
静岡県静岡市の風光明媚《めいび》な景勝地。
6　**⑦長崎**
切手の図柄は、長崎県長崎市にあるキリスト教カトリックの大浦天主堂。
7　**⑨錦帯橋**
山口県岩国市にある木造のアーチ橋。名勝に指定されている。
8　**③箱根温泉**
神奈川県箱根町にある温泉郷。
9　**④赤目四十八滝**
山三重県名張市の赤目町にある滝の群の総称。

㊲58ページ

春
鶯《うぐいす》や　餅《もち》に糞《ふん》する
縁《えん》の先　松尾《まつお》芭蕉《ばしょう》

夏
あんずあまさうな
ひとはねむそうな　室生《むろう》犀星《さいせい》

秋
団栗《どんぐり》の　寝ん寝んころり
ころりかな　小林《こばやし》一茶《いっさ》

冬
鮟鱇《あんこう》の　大口《おおぐち》あいて
笑ふ哉《かな》　寺田《てら》寅彦《とらひこ》

㊳59ページ

春
一匹の　**鰆《さわら》を以《もっ》て**
もてなさん　高浜虚子《たかはまきょし》

夏
紫陽花《あじさい》や　藪《やぶ》を小庭《こにわ》の
別座敷《べつざしき》　松尾芭蕉

秋
木つつきの　死ねとて敲《たた》く
柱かな　小林一茶

冬
塵《ちり》の世に　清きものあり
白菜哉《はくさいかな》　寺田寅彦

㊴60ページ

春
やどかりに　我身《わがみ》の上《うえ》を
語らばや　正岡子規《まさおかしき》

夏
包丁で　鰻《うなぎ》よりつつ
夕すずみ　小林一茶

秋
松茸《まつたけ》や　知らぬ木の葉の
へばりつく　松尾芭蕉

冬
金柑《きんかん》は　葉越《はごし》しにたかし
今朝《けさ》の霜《しも》　芥川龍之介《あくたがわりゅうのすけ》

㊵ 61ページ

春
飯蛸《いいだこ》の　一《ひと》かたまりや
皿《さら》の藍《あい》　夏目漱石《なつめそうせき》

夏
蟹《かに》の目の　巌間《いわま》に窪《くぼ》む
極暑かな　泉《いずみ》鏡花《きょうか》

秋
鮭《さけ》に酒　換《か》へてうき世を
えぞしらぬ　与謝蕪村《よさぶそん》

冬
何もかも　知ってをるなり
竈猫《かまどねこ》　富安風生《とみやすふうせい》

㊶ 62ページ

①**プレス**→②**溶接**→③**塗装**
→④**組み立て**→⑤**検査**

㊷ 63ページ

太郎
太郎は、１１４８÷７＝164万円。次郎は１２４８÷８＝156万円、三郎は１５９０÷10＝159万円。太郎が1銀行あたりの預金額は一番多い。

㊸ 64ページ

問1　**＋**
問2　**－**
問3　**－**
問4　**－**
問5　**－**

㊹ 65ページ

A　**×**
B　**＋**

㊺ 66ページ

A　1
B　3
C　1

㊻ 67ページ

問1
①→6＋7＋8＋9＋10＋11＝51。
②→8＋9＋10＋11＋12＝50。
①のほうが「1」大きい
問2　**6**
問3　**16**
問4　②

㊼ 68ページ

問1のAは、**十分**
（「じゅうぶん」と「じゅっぷん」）。
問2のBは、**生物**
（「せいぶつ」と「なまもの」）。
問3のCは、**人気**
（「ひとけ」と「にんき」）。

㊽ 94ページ

①**聖徳太子**（５７４〜６２２）。皇太子として推古天皇を補佐し、天皇中心の国家体制づくりに大きく貢献した。「冠位十二階」の制度をつくり、「十七条の憲法」を制定した。

②**福沢諭吉**（１８３４〜１９０１）。江戸時代から明治への、日本の近代化に大きく貢献した思想家。『学問のすすめ』は当時の大ベストセラーに。

③**本居宣長**（１７３０〜１８０１）。国学という学問を確立した学者。全44巻にものぼる『古事記伝』を書き上げ、国学の祖を築いた。

④**伊藤博文**（１８４１〜１９０９）。日本の最初の総理大臣。長州藩を脱藩して、イギリスに渡航。欧州の先進文化を知る。明治の新政府では重要な役割を担った。

⑤**源頼朝《みなもとのよりとも》**（１１４７〜１１９９）。日本史上はじめて武家の政権をたてた。平氏を滅ぼし、全国に守護、地頭を設置して天下をよく治めた。

⑥**後醍醐《ごだいご》天皇**（１２８８〜１３３９）。鎌倉幕府を倒して、建武の親政を始める。足利尊《あしかがたか》氏《うじ》、新田義貞《にったよしさだ》らの力を借りて、武家社会に大きな変革をもたらした。

⑦**織田信長**（１５３４〜１５８２）。豊臣秀吉、徳川家康の天下統一、幕府体制の確立に貢献した戦国時代の武将。志半ばで明智光秀の謀反《むほん》に遭った。

⑧**豊臣秀吉**（１５３７〜１５９８）。戦国時代に天下統一を成し遂

げた武将。乱世の時代、織田信長に仕えて驚異的な出世をした。

⑨**平賀源内**（1728〜1779）。江戸時代の万能の天才。摩擦《まさつ》で電気を起こすエレキテルの復元に成功。著書『根南志具《ねなしぐ》佐《さ》』は当時のベストセラーとなった。

㊾95ページ

問1　「きょうとあしたははれます」→**「今日と明日は、晴れます」「京都、明日は晴れます」**

問2　「ここではきものをぬいでください」→**「ここでは、着物を脱いでください」「ここで、履物を脱いでください」**

問3　「いまはいる」→**「今、入る」「今は、いる」**

問4　「でんわならない」→**「電話なら、ない」「電話、鳴らない」**

㊿96ページ

タテ、ヨコ、ナナメに並んでいるどの4つの数字を足しても、合計が「34」になる。

タテの例
16＋5＋9＋4＝34

ヨコの例
16＋3＋2＋13＝34

ナナメの例
16＋10＋7＋1＝34

51 97ページ

・きりたんぽは**秋田県**。
・いか飯は**青森県**。
・わんこそばは**岩手県**。
・草加《そうか》せんべいは**埼玉県**。
・こんにゃくは**群馬県**。
・湯豆腐は**京都府**。
・たこ焼きは**大阪府**。
・梅干しは**和歌山県**。
・ます寿司は**富山県**。
・うなぎの蒲焼《かばや》きは**静岡県**。
・味噌煮込みうどんは**愛知県**。
・出雲《いずも》そばは**島根県**。
・ふぐ料理は**山口県**。
・カステラは**長崎県**。

52 98ページ

・石狩鍋は**北海道**。
・納豆汁は**山形県**。
・あんこう鍋は**茨城県**。
・かぶら寿司は**石川県**。
・行者そばは**長野県**。
・ふな寿司は**滋賀県**。
・大和の茶がゆは**奈良県**。
・讃岐《さぬき》うどんは**香川県**。
・さば姿寿司は**高知県**。
・カキ鍋は**広島県**。
・めんたいこは**福岡県**。
・からし蓮根《れんこん》は**熊本県**。
・さつま汁は**鹿児島県**。
・ゴーヤチャンプルーは**沖縄県**。

脳年齢解答　100ページ

問1

→ヨコ　↓タテ

＋	3	9	6
7	10	16	13
1	4	10	7
4	7	13	10

問2

→ヨコ　↓タテ

−	16	24	34
35	19	11	1
41	25	17	7
52	36	28	18

問3

→ヨコ　↓タテ

×	5	2	8
4	20	8	32
7	35	14	56
1	5	2	8

問4

→ヨコ　↓タテ

÷	3	2	6
78	26	39	13
54	18	27	9
36	12	18	6

林　督元（はやし　まさゆき）
本名・林雅之。1949年千葉県生まれ。秋田大学医学部卒業。現在、医療法人社団祐光会理事長。内科医として地域医療に携わるかたわら、スポーツドクターとしてプロレスのリングドクターを長年務めている。また ED 治療の ICI 療法の第一人者であり、男力の復活に尽力している。セックスと脳の関係をあらわした著書「脳で感じるセックス入門」（扶桑社）は好評を博している。

一生ボケない脳づくり
らくらく脳トレ健康ブック
監修：林《はやし》 督元《まさゆき》

2015 年 12 月 24 日　初版第 1 刷発行

◇編集制作◇
株式会社 編集社
◇カバー・本文デザイン＆ DTP ◇
小出正子
◇カバーイラスト◇
佐久間　育
◇ドリル＆パズル制作◇
加藤コウジ　わたぼうし企画　伊曽波まり
住吉哲夫　諏訪次郎　鈴木潤一

発行人　後藤明信
発行所　株式会社竹書房
〒102-0072　東京都千代田区飯田橋 2 - 7 - 3
電話 03-3264-1576（代表）03-3234-6208（編集）
http://www.takeshobo.co.jp
印刷所　共同印刷株式会社

定価はカバーに表示してあります。
乱丁・落丁の場合は当社にてお取り替えいたします。
ISBN978-4-8019-0572-6　C0076
Printed in Japan